結婚していない。けど、いつか子どもが欲しい人ができること

産婦人科専門医
仲栄美子

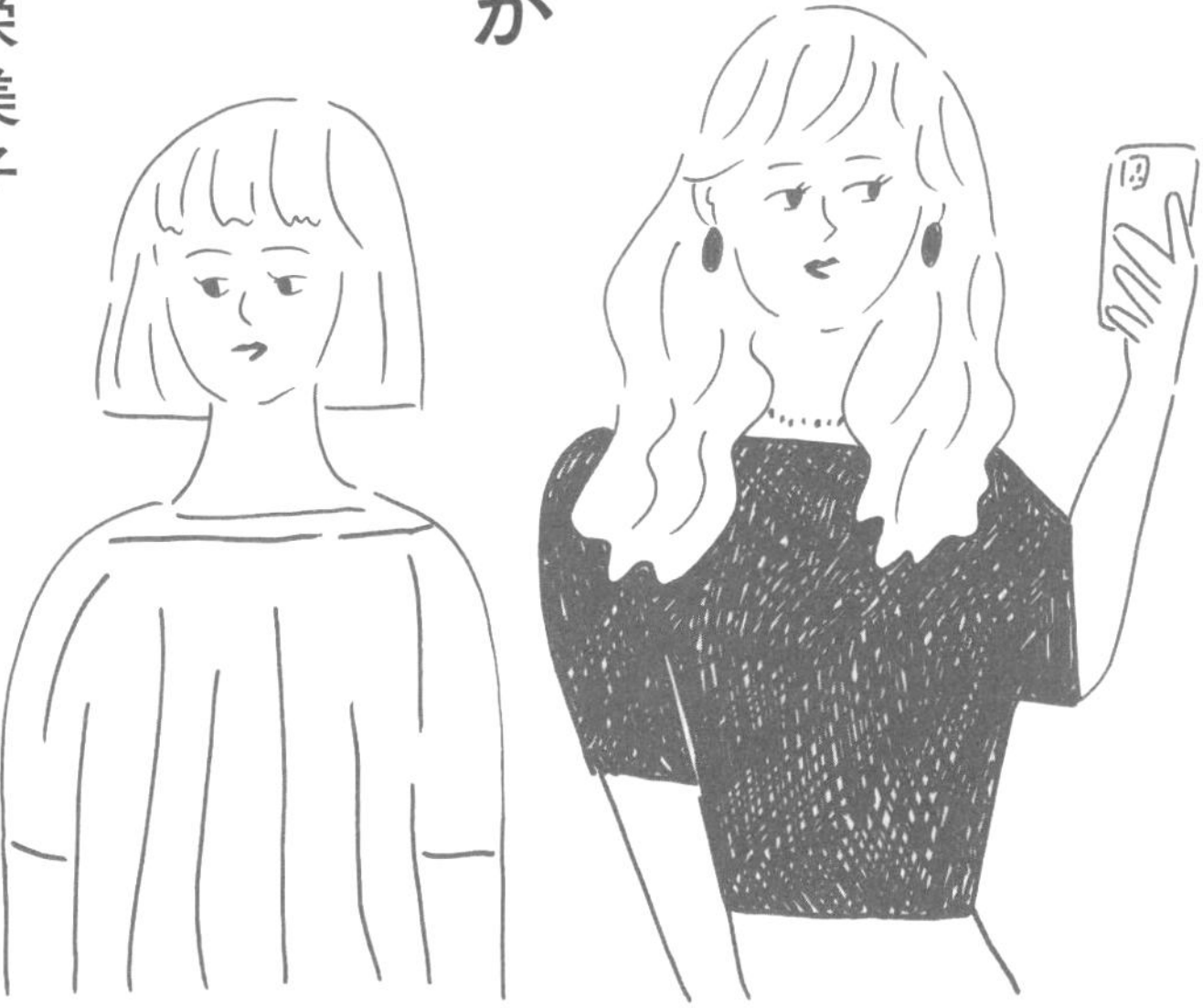

ダイヤモンド社

はじめに

「結婚してないけど、いつか子どもがほしい」

「この歳になっちゃったけど、40歳くらいまでは1人くらいなら産めるよね？」


漠然と、そんな風に考えていませんか？

実は私自身も、かつては同じように考えていました。


少し、私のお話をさせてください。

20代後半から30代前半は、産婦人科医として早く一人前になろうと仕事中心に過ごしてきて、プライベートなんて二の次。ようやく仕事にも慣れ、結婚したのは35歳の時でした。

相変わらず忙しいながらも、夫婦生活は順調。そんな中、「あら？　もしかして……」と思い始めたのが、結婚から1年経った、36歳の時でした。

1年間、避妊をせずに夫婦生活をして妊娠しなければ、不妊と定義されます。職業上、不妊に悩む多くの方と接してきて、35歳を超えての妊娠には多大な困難が伴うことは痛いほどわかっていました。ところが、自分のこととなると油断してしまっていたのですね。

まさか自分が不妊だなんて……。

複雑な思いを抱えながら、日曜日にも診療している都内の不妊治療で有名なクリニックで夫とともに診察してもらったところ、受精卵が着床する子宮内膜に子宮筋腫が見つかったのです。

超音波のエコー画像を見た瞬間に、

「ああ、これがあるなら絶対に妊娠しないな」

と、自分でわかりました。

担当医にも「先生も婦人科医だからわかるでしょう?」と言われ、「ですよね……」と返すしかありませんでした。

その診断を受けてから、私がかつて勤務していた公立病院で子宮筋腫の手術をし、本格的に不妊治療を始めることができたのは、38歳の時でした。

結論から言うと、私は子どもを産むことはできませんでした。

やはり、35歳を超えての妊活は厳しい闘いなのだと身をもって実感したのです。

もし、子宮筋腫さえなければ話は違っていたかもしれない――。

普段、仕事では「あなたにはこんな治療法がありますよ」と、自分と同じような症状の患者さんの診断をしているというのに、どうして自分で気づかなかったんだろう？　もっと早く気づいていれば、結婚前から子宮や卵巣の状態を整えられて、結婚した時点で妊娠を望めたはずだったのに、と後悔しました。

今でも、その後悔はなかなか消えません。

だからこそ、産婦人科医としても、一人の女性としても、「いつか産みたい」と思っている方々に伝えられることはたくさんあるのではないかと思い、この本の執筆を決めました。


卵子は、35歳くらいから老化し始めるといわれています。

ただし、その進行には個人差があります。そして、日常生活の中で卵子や子宮のことに少し注意を向けてあげれば、進行を遅らせることができます。時間を巻き戻すことはできないけれど、ほんの少しケアしてあげることで、「いつでも妊娠できる体」にしておくことは可能なのです。

けれど、多くの方が妊娠について本格的に考え始めるのは、結婚して妊活を始めてからではないでしょうか。産婦人科医である私ですら、そうでした。

本当はもっと早くからやっておいたほうがよいことがあるのに……。

そこでこの本では、自分の体の異変に気づくことができる基礎知識をはじめ、卵巣の機能を保ち、卵子の老化のペースを遅らせるためにできることをまとめました。

書籍にもインターネットにも「妊活」に関する情報はあふれていますが、それらのほとんどはすでに結婚している方が対象なので、未婚の方はなかなか触れにくいのではないかと思います。でもこの本は、結婚の予定があってもなくても、「いつか産みたい」と思っているすべての女性が対象です。

この本を手に取ってくださった年齢が早ければ早いほど、結果はおのずとついてきますし、仮にあなたが今38歳以上でも、リミットまでの時間を無駄にしないよう、

「今、この時」を大事に生きるガイドとして、本書を役立てていただけたらと思っています。

それに、「いつでも産める体」に整えることは、「婦人科系のトラブルを解消し、健康な体になる」ということでもあるので、月経痛なども軽減し、日々、健康で快適に過ごすことができるようになります。そしてもちろん、美容にもよいことは言うまでもありません。

将来的に結婚するかしないか、今はわからなくとも、「産みたい」と思ったその時に、後悔したり、不妊治療がうまくいかなくてつらい思いをしたりすることがないように。

今ある時間を有効に使い、将来的に「やっておいてよかった！」と思えるような手助けができればうれしく思います。

CONTENTS

第1章 いつまで産める？

- 「今の妊娠力」を、正しく把握することがスタートライン 14
- 子宮は老化しない。でも、卵巣や卵子は老化します 18
- 卵巣の働きが低下し始めるのは35歳頃 20
- 35歳頃に残っている卵子の数は1〜2％ 22
- 「質のよい卵子」を排卵するのは加齢につれて難しくなる 25
- 知っておきたい、高齢妊娠のリスク 28
- 卵巣や卵子の老化スピードは、遅らせることができます 32
- タイムリミットから逆算して、ライフプランを考えましょう 34

第2章 なぜ、妊娠しづらくなる？

- 不妊につながる病気のサインを見逃さない 38
- 無排卵月経……気づきにくく放置されがち。「多嚢胞性卵巣」の場合も 44
- 子宮内膜症・チョコレート嚢腫・子宮腺筋症……不妊症になる確率は50％ 46
- 卵巣嚢腫……手術で卵巣機能が低下することも 49

・子宮筋腫……できる場所によっては、まったく妊娠できない場合もあります 52
・子宮頸がん……20〜30代に急増中。予防接種と定期検診を受けてほしい 54
・子宮体がん……遺伝との関わりも深い、子宮内膜にできるがん 56
・性感染症 ……パートナーがいる方は一緒に検査を 57
・やせすぎも不妊につながります 62
・「糖化」「酸化」「炎症」「冷え」にも要注意 66
COLUMN 不妊の原因は女性だけにあるわけではありません 68
COLUMN 26歳で早発閉経（早発卵巣不全）と診断された千種ゆり子さんにお話を聞きました 70
COLUMN プレコンセプションケアとは？ 76

第3章 婦人科に行く

・産婦人科は、妊婦さんだけのものではありません 78
・ブライダルチェックを受けてみましょう 81
・低用量ピル、誤解していませんか？ 92
・ピルで卵巣を守りましょう 94
・AMH検査で、自分の卵子の残りの数を調べられます 98

・妊娠のリスクが高くなる持病は早めに治療しましょう 101
・漢方薬のススメ 103
・卵子凍結という選択肢もあります 107
・卵子凍結の流れやかかる費用は？ 111
・知っておきたい、家族の病歴 114
COLUMN ピルで卵巣を守り、38歳で出産に至ったエピソードを澤穂希さんに聞きました 116
COLUMN 産みたいのか、育てたいのか。里親も選択肢になります 120

第4章 卵子を守る生活習慣

・「よい睡眠」を確保することが、「いつでも妊娠できる体」の第一歩 124
・食べ物から直接とれます！「よい眠り」に効く睡眠ホルモン「メラトニン」 130
・やっぱり気をつけてほしい、タバコとお酒 133
・「妊娠できる体」にしておくための運動習慣 135
・なかなか改善しない、しつこい冷え対策 142
・ツボを刺激して冷え対策 145
・セルフお灸のススメ 148

・筋弛緩法で体も心もゆるめる　153
・後頭部温めで、目と脳の疲れを取りましょう　155
・脳や目の使いすぎを食事でサポートしましょう　158
・自然治癒力を高めるメディカルアロマ　161
・幸せホルモン「セロトニン」の材料を知っていますか？　169
・ストレスがある人ほどとりたいビタミンC　172
・満月瞑想で心を静かに　175
・自分を愛する「セルフコンパッション」の時間を日常に取り入れましょう　177
COLUMN　膣ケアって妊娠力に必要？　182
COLUMN　恋多き人、性欲が強い人は妊娠しやすい？　184

第5章　卵巣を老化させない食事

・まずは卵子の材料になるたんぱく質を増やすことからスタートしてみましょう　188
・「赤・黄・緑」の食材をそろえると栄養のバランスが整います　191
・卵巣を守る食事のポイントは「抗糖化」「抗酸化」「抗炎症」「体を温める」　194

おすすめの食べ物
・ビタミンB群が、卵子を糖化から守ります 196
・卵子をサビつかせない！ 抗酸化作用のある栄養素 199
・ブロッコリースーパースプラウトで抗糖化と抗酸化 201
・乳がん予防にもなる大豆イソフラボン 203
・牡蠣など、亜鉛を含む食材が炎症を防いでくれます 205
・脂質は卵巣の材料。種類とバランスがポイントです 207
・女性だからこそ、プラスしてほしい栄養素があります 210
・ホルモンバランスも整える「黒い食べ物」は女性の味方 213
避けたい食べ物
・とりすぎたくない、塩分・添加物 215
・スイーツの食べすぎは糖化と炎症が進みます 218
・食べすぎ厳禁！ 炎症や酸化の原因となる「トランス脂肪酸」で排卵障害が起きます 220
・酸化した油は避けましょう 222
食べ方の工夫
・「食べ方」を変えるだけでも糖化は防げます 224
・調理法の工夫 227

第1章

いつまで産める？

「今の妊娠力」を、正しく把握することがスタートライン

「まだ結婚してないけど、子どもがほしい。いつまで産める？　私は今、産める？」と、自分の妊娠力を気にしている女性は多くいらっしゃいます。

一方で、気にしながらも「まあ、まだ大丈夫かな」と、なんとなく思っている方も多いようです。

「月経があるうちは大丈夫かな」

「芸能人で高齢出産している人もいるし、大丈夫かな」

「年齢の割に若く見られるから大丈夫かな」……

ですが、これらはどれも妊娠力の根拠にはなりません。

自分の今の妊娠力は、次の「卵巣年齢チェックテスト」を見るとわかります。

これは、月経の状態や生活習慣などに関する項目に「はい」か「いいえ」で答えるだけで、卵巣の老化度が簡単にわかるチェックテストです。

卵巣年齢チェックテスト

Q1　月経痛やPMSで悩んでいる
Q2　以前よりも月経血の量が減ってきた気がする
Q3　最近、月経周期が短くなったり、不安定になったりしている
Q4　ダイエットや病気、体調不良などで急激にやせた経験がある
Q5　BMIが20未満、または24以上である
Q6　心身ともにストレスを感じている
Q7　栄養バランスに気をつけた食事をしていない、偏食気味だ
Q8　ファストフードやスナック菓子、甘いものをよく食べる
Q9　よくお酒を飲む
Q10　よく眠れない、あるいは眠りが浅く疲れがとれない

Q11 生活リズムが不規則で食事や睡眠の時間が日によってバラバラ

Q12 喫煙者である

Q13 運動をする習慣がない、あるいはフルマラソンのような激しい運動を行っている

Q14 冷え性でいつも指先や足先が冷たい

Q15 徹夜をしたり、寝る時間が0時を過ぎたりすることが度々ある

答え終わったら「はい」の数を数えて、自分の年齢に足してみましょう。合計した数字が、あなたの卵巣年齢の目安です。

また、きちんと病院で調べたいという方は、ブライダルチェック（81ページ）を受けてみてもよいかもしれません。

ブライダルチェックとは、子宮や卵巣に病気がないか、現在残っている卵子の数やホルモン値はどうなっているかなど、将来の妊娠に影響する要素を総合的に調べる検査のことです。こちらは、産婦人科で受けることができます。

これらのセルフチェックや検査が望ましい結果ではなかった場合、妊活を急いだほうがよいでしょう。「パートナーがいないので妊活できない」という方も、ひとりで行える対策はあります。4～5章で詳しくご紹介していますので、ぜひ参考にしてください。

妊活にしても、ひとりの対策にしても、「早ければ早いほどよい」と産婦人科医は考えます。なぜなら、妊娠には「タイムリミット」があるからです。

ただ、先ほども述べたように、妊娠のタイムリミットについては誤解されている部分がとても多いのです。

大切な時間を無駄にしないため、この章ではまず妊娠のタイムリミットについて、知っておきたいことを解説していきます。

子宮は老化しない。でも、卵巣や卵子は老化します

「子宮は歳をとらないけど、卵巣は歳をとるんだよ」

これは私が不妊治療に通っていた時、主治医の先生に言われた言葉です。

子宮は、赤ちゃんの成長を守る場所。「子宮平滑筋《しきゅうへいかっきん》」という、しなやかな筋肉でできている袋のようなシンプルな臓器なので、老化して機能が衰えるということはさほどありません。海外では、母親の子宮を娘に移植して出産に成功したという例もあるほどです。

一方、卵巣には「排卵」という機能がありますが、この機能は年齢に応じて低下していきます。これが、卵巣の老化です。

さらには、卵巣の中に蓄えられている卵子も老化します。卵子は、排卵の度に新しく作られるものではなく、生まれた時から卵巣の中に貯蔵されているものです。

つまり、卵子は自分自身と同じ年齢なのです。

年齢を重ねると肌や髪が衰えていくのと同じように、卵子も年齢を重ねるほど質が落ち、元気がなくなっていってしまいます。

まとめると、先ほどお話しした「妊娠のタイムリミット」を左右しているのは、卵巣と卵子の状態ということになります。

「月経があるうちは大丈夫かな」

↓　卵巣機能の低下は、閉経より早くやってきます（20ページ）

「芸能人で高齢出産している人もいるし、大丈夫かな」

↓　多くは、卵巣・卵子の老化をカバーする不妊治療を受けています

「年齢の割に若く見られるから大丈夫かな」

↓　見た目が若くとも、卵巣の老化は年齢に応じて進んでいます

こんな風に「まだ大丈夫かな」と漠然と考えているうちに、卵巣や卵子はしだいに老化し、妊娠しにくい状態になっていってしまうのです。

卵巣の働きが低下し始めるのは35歳頃

前のページでは、卵巣の老化＝卵巣機能が低下するというお話をしましたが、卵巣機能が低下する具体的なタイミングは、35歳頃からといわれています。

35歳頃を過ぎると、排卵やホルモン分泌が正常に行われにくくなり、妊娠する確率や、妊娠しても出産までたどり着く確率が下がっていきます。

日本人女性は、10歳から15歳くらいで初潮を迎えたあと、46歳から52歳くらいで閉経するのが一般的です。「月経があるうちは妊娠できる」と思っている方は多いのですが、妊娠しにくくなる年齢は、実は月経が終わる年齢より早く来てしまうのです。


ですから、35歳に近くなったら、または35歳を過ぎたら、月経が順調であっても卵巣の老化に注意していくことが大切です。

自分の体の状況を正確に把握するために、ブライダルチェックを受けてみるのもよいでしょう。

ちなみに、20代のまだ若い方でも、ストレスや過剰なダイエットなどでホルモンバランスが乱れたりすると、無排卵の月経が起こることがあります。排卵されていなければ、せっかく精子が子宮から卵管内に到達しても受精する相手がいないので、当然ながら妊娠はしません。

こうした婦人科系のトラブルについては2章で詳しくお話ししますが、自覚症状がなかったり、あってても放置してしまったりすることが多いので、「赤ちゃんがほしい」と思った時に初めて自分が不妊症になっていることに気づく方も多くいらっしゃいます。

「月経はあるけれど、早く来たり遅く来たりする」

「周期は整っているけれど、量が多かったり少なかったりする」

など、気になることがあったらどんな小さなことでも構わないので、なるべく早く産婦人科へ相談に行ってほしいと思います。そうすれば、卵巣や卵子がまだまだ元気なうちから適切な対策を取ることができますよ。

35歳頃に残っている卵子の数は1〜2%

年齢を重ねると妊娠しにくくなる理由には、卵子の数が減っていくことも挙げられます。

女性は月経の度に排卵を繰り返していますが、1回の月経で消費される卵子は1個ではなく、約1000個といわれています。ですから、初潮から月経を繰り返していくうちに、何万〜何十万個もの卵子が失われていくのです。

ここで、女性の卵子の数の変化を表した左のグラフを見てみましょう。

前でも少し触れたように、卵子の数は生まれた時から決まっているものです。

お母さんのお腹にいる胎生期のうちに、「原始卵胞」という卵子のもとが一生分作られ、卵巣にストックされます。この原始卵胞は、妊娠20週頃に最も多くなるといわれ、その数は700万個ほどにもなります。

[卵子の数は減っていく]

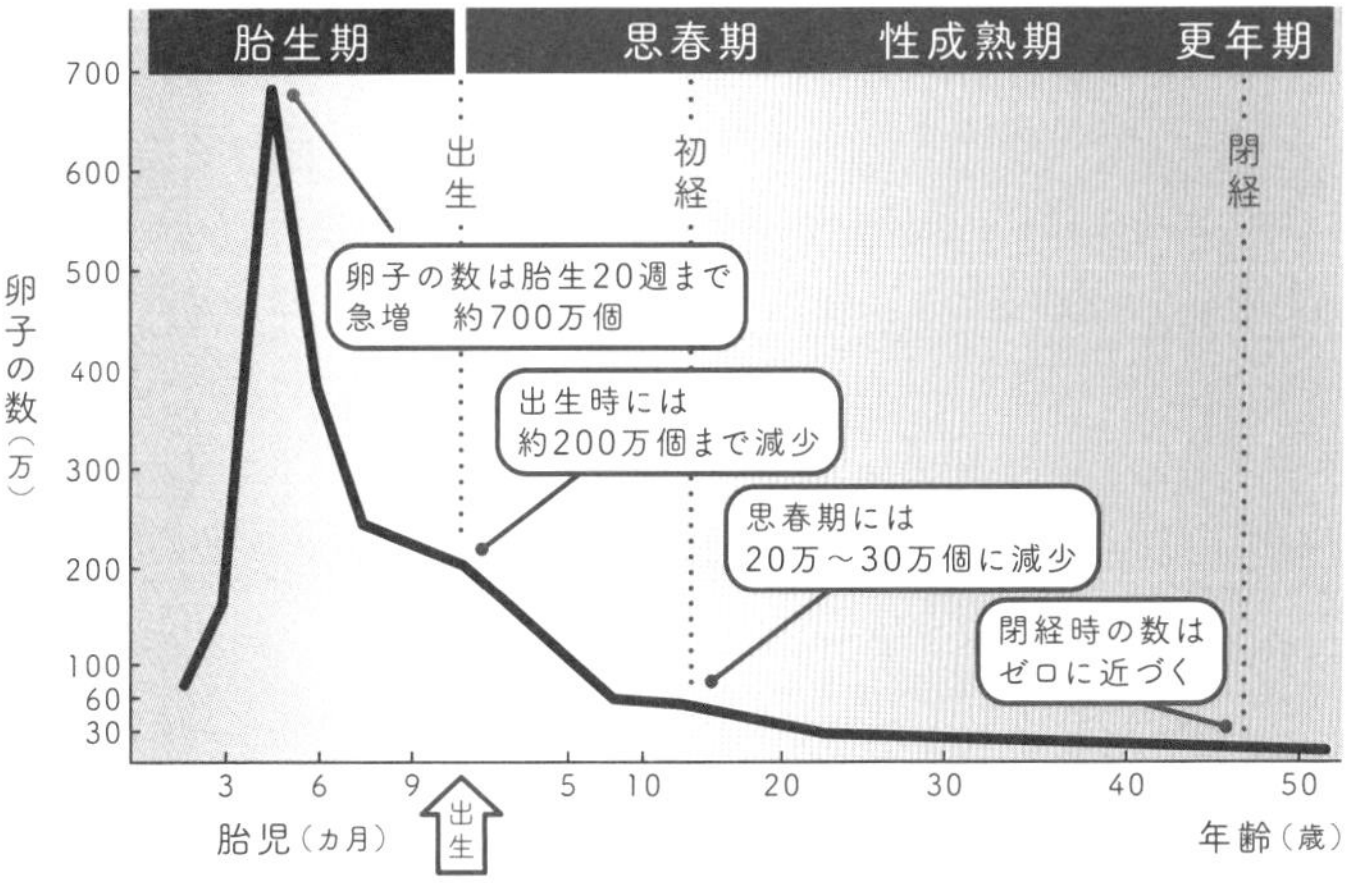

資料:Baker TG(1972)Gametogenesis,Acta Endocrinol Suppl 166,18-42
出典:平成25年版厚生労働白書

しかし、その後は大きく減り始め、生まれる頃には4分の1の200万個ほどになります。生まれた後の卵子は、初潮が来るまで原始卵胞の中に包まれて眠っていますが、眠っている間も自然に消滅し続け、初潮を迎える思春期の頃には20万～30万個にまで減少します。

その後も、毎日約20～30個が自然に消えていくほか、月経の度に約1000個の卵子が減っていきます。その結果、初潮からすでに300回近く月経を繰り返している35歳頃には2万～3万個、つまり生まれた時の1～2%にまで減少してしまうのです。

私がここでお伝えしたいのは、「卵子の数には限りがある」ということです。
いつか子どもがほしいと思うなら、卵子の数が残りわずかになってしまう前に、
何らかの行動を起こす必要があるといえるでしょう。

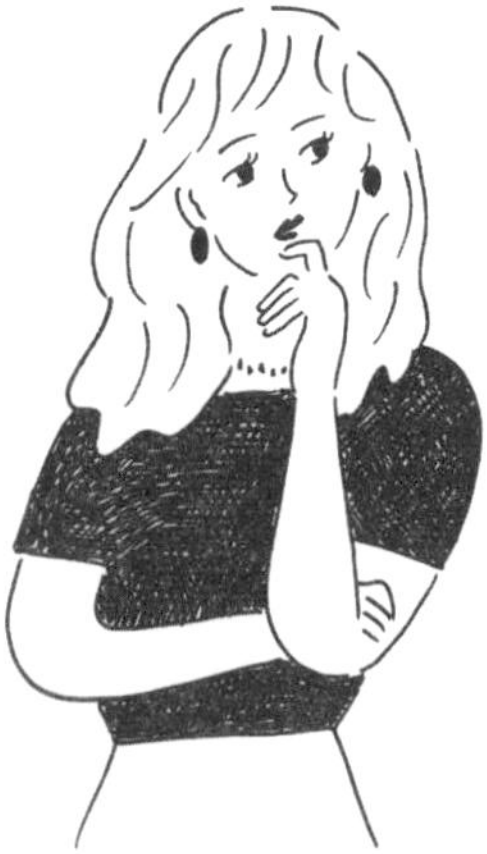

「質のよい卵子」を排卵するのは加齢につれて難しくなる

卵子の数は年齢とともに減っていきますが、単に数が減るというだけでなく「質のよい卵子を排卵するのが難しくなる」という問題も同時に起こってきます。

ここで、排卵の仕組みについてご説明しましょう。

前のページでもお話ししたように、女性が生まれた時、卵子は原始卵胞の中に収まって眠っています。

その後、思春期になって「ＦＳＨ」という卵胞刺激ホルモンが分泌されるようになると、原始卵胞のいくつかが目覚めて成長を始めます。

成長した原始卵胞たちは「成熟卵胞」になり、それらの中で最も大きく育った「主席卵胞」から、１個の卵子が飛び出して卵管に進みます。これが「排卵」です。卵管に進んだ卵子は、そこで運よく精子と出会えれば「受精卵」となります。

[脳（視床下部）からの指令]

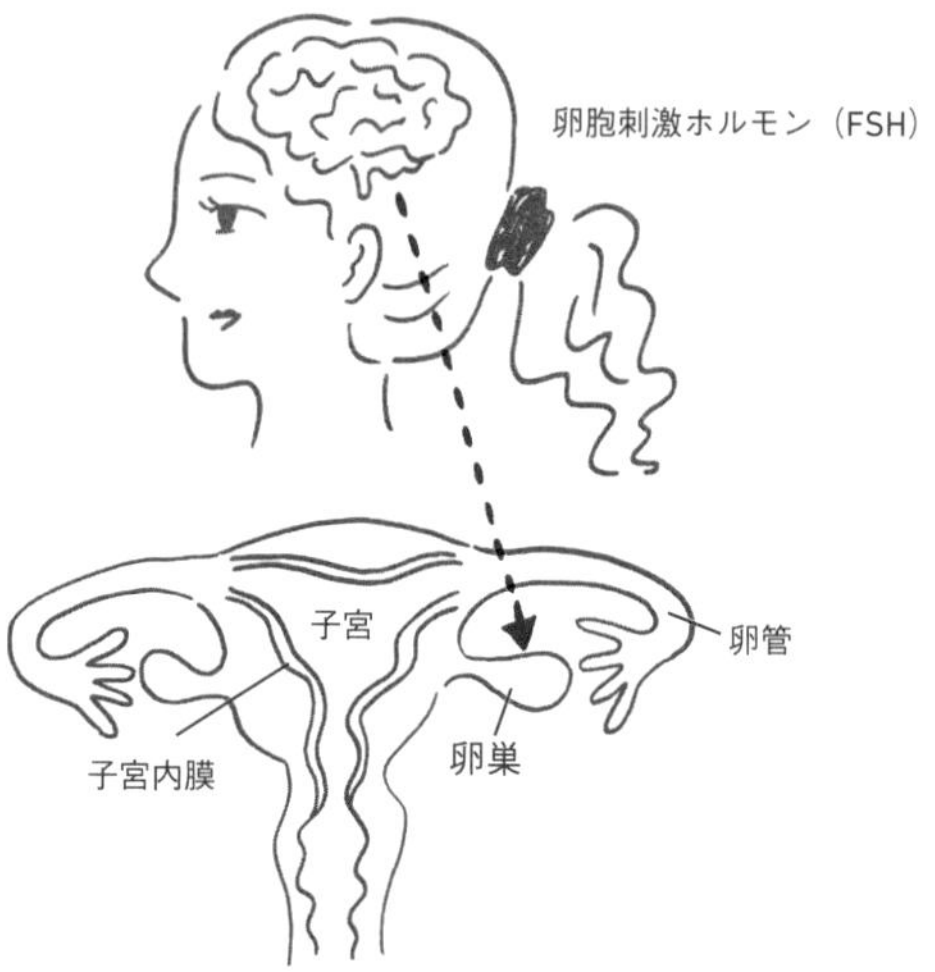

一方、そのほかの育ちが悪かった卵胞たちは小さくなり、体内に吸収されて消えてしまいます。

ここで、ちょっと想像してみてください。女性ホルモンという栄養分を含んだ畑が思春期にできあがり、そこにトマト菜園を作ったとしましょう。

種から育って実ったトマトを見に行くと、まだ青かったり、採るには小さかったりするものがあちこちに見られます。それらをよけて収穫しても、市場に出荷するには、収穫した中からさらに形のよいトマトを選ばなければなりません。

卵巣とその中の原始卵胞が成熟してい

［ 排卵の仕組み ］

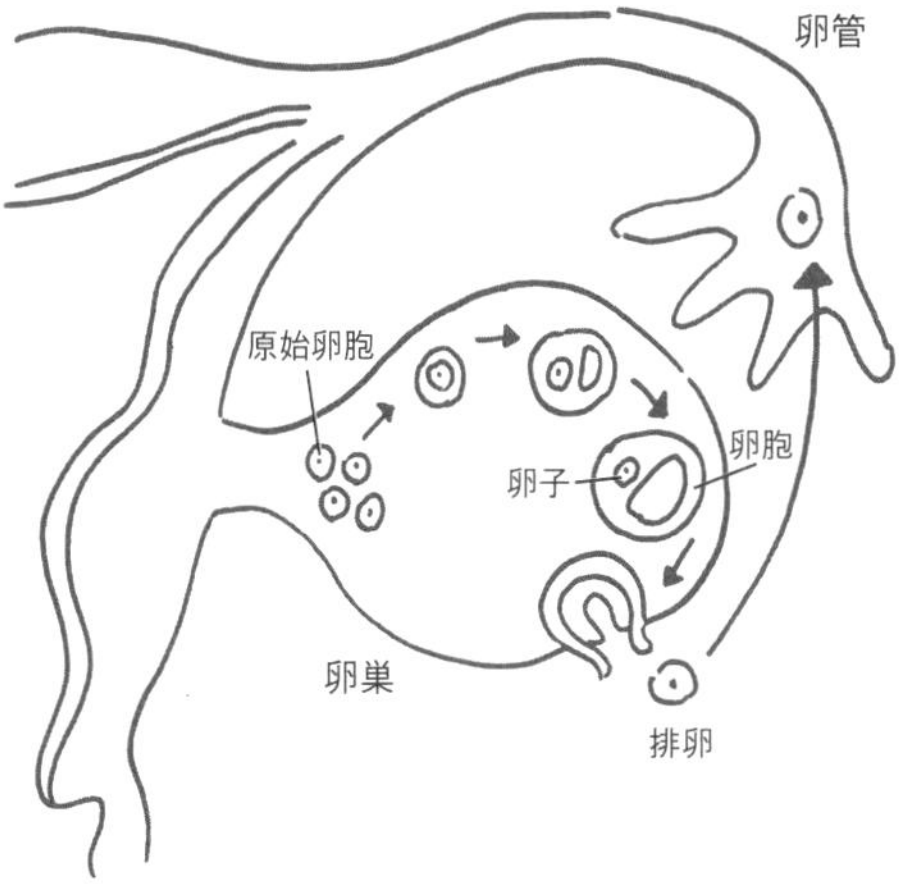

く過程、そして最もよいものだけが排卵されるという仕組みは、このトマト菜園と一緒です。

私たちの卵巣は、このくらい複雑で繊細な機能を持ち、私たちの知らないところでよりよい卵子を排卵しようと日々活動しているのです。

ところが、35歳を過ぎて卵子となる原始卵胞の数、つまりトマトの種がわずかになってしまった状態では、こうした活動をスムーズに行うのが難しく、妊娠へのハードルも高くなってしまうというわけです。

知っておきたい、高齢妊娠のリスク

35歳というと、今どきは「まだまだ若い」というイメージがありますね。

でも、産婦人科医から見た35歳の妊婦さんは「高齢妊娠」の範疇に入ります。35歳以上の方の妊娠は、医療が進んだ現代においても、リスクが伴うことなのです。

左のグラフは、体外受精や顕微受精などのＡＲＴ（生殖補助医療）を行った女性の年齢別の妊娠率・生産率・流産率を示したものです。

生産率とは、赤ちゃんが生きて生まれてくる確率のことですが、35歳を過ぎるとその確率が下がってくることがわかります。一方、流産率はどんどん高まります。

なぜそうなるのかというと、加齢により卵子の質が劣化するため、卵子がうまく細胞分裂できず、染色体の数の異常を起こす確率が増えるからです。産婦人科医として、流産の原因を探るために染色体の検査をすることがたまにありますが、その中にやはり遺伝子異常が見つかるケースがあります。なかには、受精卵が染色体異

［ ART(生殖補助医療)における年齢別妊娠率・生産率・流産率 ］

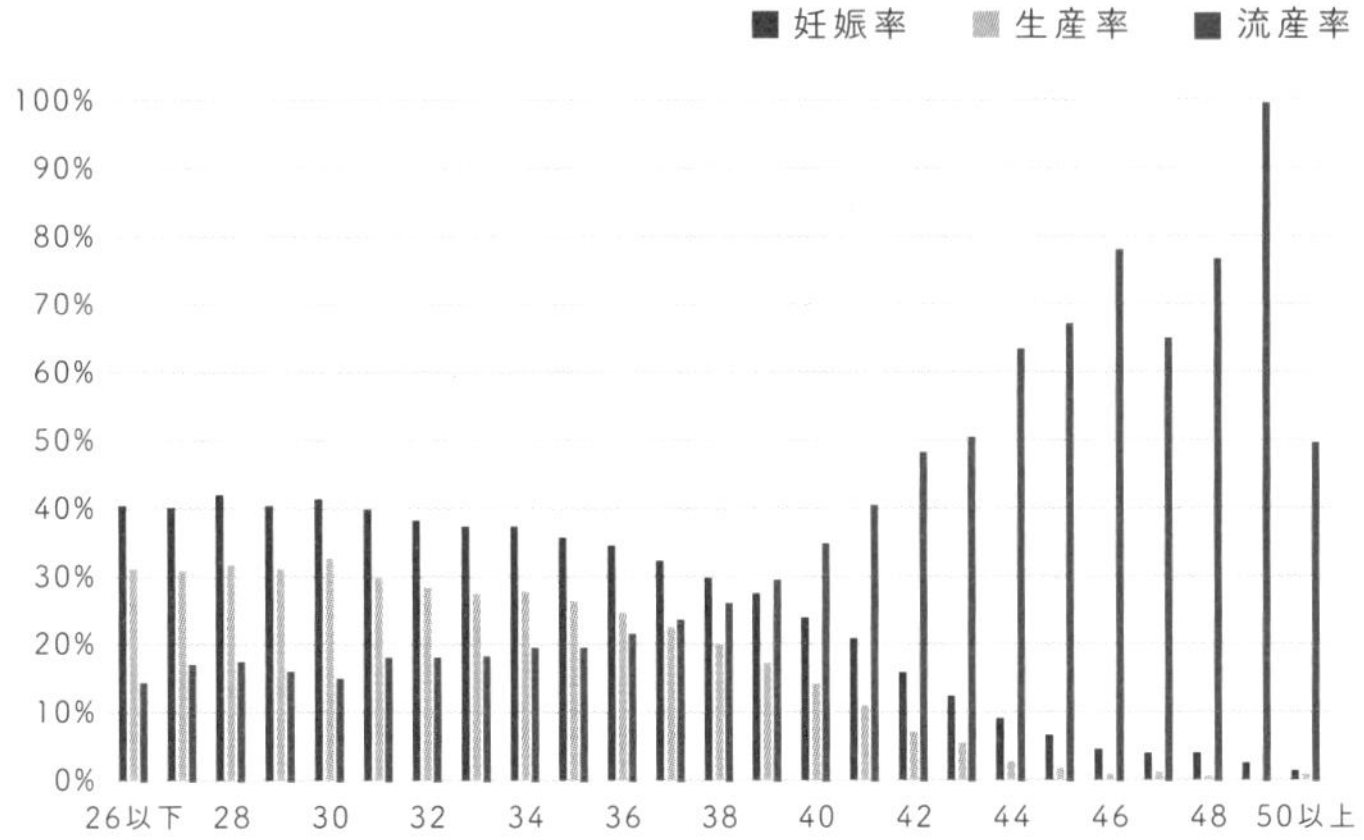

資料:日本産科婦人科学会

常を起こしても出産に至るケースもありますが、赤ちゃんはダウン症をはじめとした先天性疾患や、形態異常、身体的なハンディキャップを伴って生まれてきます。

31ページの表を見ると、25歳の妊娠で1250分の1だったダウン症の発症確率は、35歳では385分の1と約3倍の確率に上がります。さらに45歳では30分の1の確率となり、25歳の頃の約40倍の確率でダウン症が発症することがわかります。そして、受精卵自体も弱いため、たとえ染色体異常がなくても、無事に出産までたどり着くこと自体も難しくなってしまいます。

お母さんだけではなく、お父さんの年齢が高い場合も、自然流産の確率が上昇するという報告があります。また、生まれてくる子どもの健康にもさまざまな形で影響するリスクがあるのではないかという報告も出てきています。

私自身も、不妊治療中に流産をした経験があります。せっかく妊娠した赤ちゃんを亡くしてしまう悲しみは、筆舌に尽くし難いものです。

でも本当は、なんとかして無事に丈夫な赤ちゃんを産めるようにしてあげたい。

だから、こんな厳しい現実もお伝えしておきたいのです。

[女性の年齢と子どもの染色体異常のリスク]

女性の年齢	ダウン症の子が生まれる頻度		何らかの染色体異常を持つ子が生まれる頻度	
20	1667人に1人	0.060%	526人に1人	0.190%
25	1250人に1人	0.080%	476人に1人	0.210%
30	952人に1人	0.105%	384人に1人	0.260%
31	909人に1人	0.110%	384人に1人	0.260%
32	769人に1人	0.130%	323人に1人	0.310%
33	625人に1人	0.160%	286人に1人	0.350%
34	500人に1人	0.200%	238人に1人	0.420%
35	385人に1人	0.260%	192人に1人	0.521%
36	294人に1人	0.340%	156人に1人	0.641%
37	227人に1人	0.441%	127人に1人	0.787%
38	175人に1人	0.571%	102人に1人	0.980%
39	137人に1人	0.730%	83人に1人	1.205%
40	106人に1人	0.943%	66人に1人	1.515%
41	82人に1人	1.220%	53人に1人	1.887%
42	64人に1人	1.563%	42人に1人	2.381%
43	50人に1人	2.000%	33人に1人	3.030%
44	38人に1人	2.632%	26人に1人	3.846%
45	30人に1人	3.333%	21人に1人	4.762%
46	23人に1人	4.348%	16人に1人	6.250%
47	18人に1人	5.556%	13人に1人	7.692%
48	14人に1人	7.143%	10人に1人	10.000%
49	11人に1人	9.091%	8人に1人	12.500%

資料:Hook EB(Obstetrics and Gynecology 58:282-285,1981)、
Hook EB, Cross PK, Schreinemachers DM (Journal of the American Medical Association 249(15):2034-2038,1983)より著者が抽出

卵巣や卵子の老化スピードは、遅らせることができます

どんなに見た目が若く見える方でも、35歳頃から卵巣や卵子の老化は始まります。そして残念ながら、最先端の医療技術を駆使しても、一度老化した卵巣や卵子を若返らせる方法はありません。

ここまで聞くと、

「30代半ばで結婚もしていない私は、子どもをあきらめなければいけないの？」

「結婚しているけど、子どもはまだ先でいいと思っていたのに」

などと、落ち込んだりあせったりしてしまうかもしれません。

ですが、今のうちにできることがあります。

卵巣や卵子の老化を巻き戻すことはできなくとも、体内の老化のペースを「遅らせる」ことはできるのです。

具体的な対策は4～5章でご紹介しますので、できることからぜひ取り組んでみてください。

老化を遅らせるための第一歩は、まず自分の体にきちんと向き合うことです。たとえば、健康診断で要注意の数値が出ると、食事や睡眠に気をつけたり、運動を始めたりするようになりますよね。それと同じで、自分の現状を把握すれば、おのずと行動に移せるはずです。

今、この本を読んでくださっている方は「私、産めるのかな？」「子ども、どうしようかな」と悩みや不安を抱えつつも、「それを前向きに解決したい」と思っている方ではないかと思います。そうした方なら、自分の体と向き合う準備はすでにできています。

今のこの時間を、「いつか産みたい」という希望を叶えるための準備期間として有意義に過ごすことで、「いつでも産める体」に整えていきましょう！

タイムリミットから逆算して、ライフプランを考えましょう

ここまでお話ししてきたように、35歳頃からは卵巣や卵子が老化して妊娠しにくくなり、流産のリスクも高くなるなど、子どもを持つことへのハードルが大きく上がってきます。妊娠・出産は、若いうちのほうが有利であることは事実です。「今は仕事が忙しいから」「今はパートナーがいないから」と言っているうちに、タイムリミットはどんどん近づいてきてしまいます。

ですから女性には、自分はどんな風に生きていきたいのかというキャリアや夢などと同じように、希望があるなら、子どもを産むことも組み込んだライフプランを、早いうちから考えていただきたいというのが私の願いです。

ご参考までに、「私がもし20代に戻れるとしたら、こんな風にしたい！」と想像したライフプランをご紹介しましょう。

・24歳で医大を卒業。3〜4年働いて貯金をし、20代のうちに卵子凍結をする

卵子凍結とは、加齢による卵子の変化に備えて、卵子の質が低下する前に自分の卵巣から卵子を取り出して保存しておく医療技術です。万が一、不妊治療を行うことになった時、若い頃の卵子のほうが妊娠しやすいというメリットがあります。確実に赤ちゃんを授かることを保証する技術ではありませんが、「もしも」に備えておけるという意味では安心でしょう。卵子凍結については、3章でも詳しくお話しします。

・ゆるい職場に転職し、30歳から妊活をスタート

妊活にはノンストレスであることが重要です。20代のうちはがむしゃらに働くのもいいかもしれませんが、30代は体を休めてストレスから解放されたいと思います。というわけで、激務を避けるために、医師である自分は大学病院や大きな病院ではなく、小さい病院に転職するか、パートタイムの医師として働くのもいいかなと思いました。ストレスと妊娠力の関係については4章でお話しします。

・30～40歳までに子どもを3人産む

赤ちゃんを授かることがゴールではなく、そこから育児が始まります。妊活だけにフォーカスせずに、産んでからのことにも目を向けて、赤ちゃんを産んで育てる自分の体力や、子育てをする環境もイメージしておくとよいのではないでしょうか。

第2章

なぜ、妊娠しづらくなる？

不妊につながる病気のサインを見逃さない

私は38歳から2年間不妊治療をしていましたが、赤ちゃんを授かることができませんでした。それは高齢だったことも一因ですが、最も大きな原因は、子宮筋腫があったことです。もっと早く対処していれば、と悔やまれる気持ちが今も残っています。

そこでこの章では、不妊につながってしまうおそれのある婦人科の病気や、妊娠後にリスクを伴う病気についてお話ししたいと思います。

まずは、よくある不調として見逃してしまいがちな「病気のサイン」についてご紹介します。

◎ 月経が重い

月経はプライベートなことで、他人と比べられないので「普通」の基準がよく知られていません。婦人科で「普通」とされている月経の状態は、次の通りです。

・月経痛……ない
・経血の量……1回の月経期間での総量が120㎖くらい
・月経の期間……3〜7日間程度
・経血の色……始まりかけはおりものに血液が混ざったような薄い赤い色で、月経が本格的に始まると鮮やかな赤色、終わりかけは茶色か黒っぽくなる

もし、いつもの月経がこれらの基準から外れていたら、何かしらのトラブルのサインかもしれません。特に「月経痛がひどい」「経血の量が多い」といった、いわゆる月経が重い場合は、子宮内膜症や子宮筋腫の疑いがあります。

子宮内膜症とは、子宮内膜を作る組織が、何らかの理由で本来あるべき子宮の内側以外の場所で発育してしまう病気のことです。主な症状は強い月経痛で、ほかに排便痛や性交痛なども引き起こすことがあります。放っておくと卵巣機能の低下に

つながってしまうほか、妊娠できても流産・早産になることもあるので注意が必要です。

一方の子宮筋腫は、子宮壁にこぶができる病気で、経血量がとても多くなります。私も1㎝程度の子宮筋腫がありましたが、とにかく経血量が多く、夜はパンツのようにはくタイプのナプキンでないと安心して眠れないほどでした。経血にレバーのような塊が混じっている場合も、経血量が多いと判断されるので、やはり産婦人科を受診したほうがよいでしょう。

逆に、月経が軽い場合はどうなのでしょうか？

たとえば、30代後半くらいから「月経の期間が短くなった」とおっしゃる方や、「経血の量が少なくなった」と驚いて病院に訪ねて来られる方がいらっしゃいます。

これらは、受精卵を着床させるために子宮内膜が厚くなるという働きが、加齢によって衰えてきたためと考えられます。だからといって妊娠できないというわけではありませんが、気になる変化があれば受診していただくのが一番です。

◎ＰＭＳがある

月経前の頭痛、だるさ、便秘、あるいは意味もなく涙が出たり、イライラしたりといった、女性ホルモンの影響による不調をＰＭＳ（月経前症候群）と言います（特に精神的な症状が強く出る場合は、ＰＭＤＤ・月経前不快気分障害と言います）。

ＰＭＳは、月経が始まると嘘のように治まるのですが、早い方は月経が終わって1週間後くらいからまた始まり、次の月経までの2週間近く続くこともあります。なかには、月経が始まったら始まったで重い月経痛に悩まされるので、結局「1か月のうち体調のよい時がほとんどない」という方も珍しくありません。

先ほど、月経の状態が「普通」の基準から外れている場合は注意が必要とお話ししましたが、

「月経前に具合が悪くなったり、気分が落ち込んだりする」

という項目も、そこに付け加えたいと思います。ＰＭＳ症状がある場合は、子宮内膜症が隠れている場合があるからです。逆に言えば、子宮内膜症がある方はＰＭ

S症状も強い場合が多いといえます。

PMSを放置してそのまま年齢を重ねていくと、気づかないうちに子宮内膜症が進行し、不妊の原因となってしまうこともありますが、早めに受診して子宮内膜症が見つかれば、その時からすぐ治療を始めることができます。

また、PMS自体にはさまざまな治療のしかたがありますが、低用量ピル（92ページ）を選択した場合、PMSの症状改善だけでなく、子宮内膜症の進行を食い止めることも可能になります。

◎月経が来ない

月経不順が著しい、無月経の期間が長いという場合は「早発卵巣不全（早発閉経）」の場合があります。

卵子が完全になくなって卵巣機能が停止することを「閉経」といいますが、一般的には46〜52歳くらいで迎えるところ、20〜30代のうちに閉経してしまうのが早発卵巣不全です。

早発卵巣不全になる原因は、卵巣の手術や抗がん剤治療・放射線治療によって卵巣機能が低下して起こるという説や、染色体や遺伝子の異常、免疫バランスの崩れ、あるいは遺伝という説などがありますが、原因がわかっているものは全体の1～2割といわれています。ですから、どういう方がなる、ならないとはいえないので油断できません。

産婦人科で早発卵巣不全と診断された方は、一刻も早くホルモン補充療法を開始することが大切です。女性ホルモンが出ていない状態が続くと、それに伴って骨粗《こつそ》鬆症《しょうしょう》・心筋梗塞・脳梗塞といった病気が増加することがわかっているためです。

また、早発卵巣不全の方が妊娠しようとする時の治療は、簡単なものではありません。すぐに妊娠の予定はなくとも、「もしかしたら私は早発卵巣不全では」と思う方は早めに産婦人科を受診して、卵巣を刺激して卵胞発育を促すような治療を行い、それと同時に卵子凍結を行うことも相談してみるとよいと思います。

ここまでご紹介した病気のサイン以外にも、「体調がつらい」「いつもと違う」など少しでも違和感があれば、早めに産婦人科へ相談しましょう。

次のページからは、不妊につながるさまざまな病気について解説します。

無排卵月経……気づきにくく放置されがち。「多囊胞性卵巣《たのうほうせいらんそう》」の場合も

月経のような出血があるのに、排卵が起こらないことを「無排卵月経」と言います。大きな特徴は、月経周期が不安定になることです。

通常の月経周期は25～38日が正常ですが、無排卵月経になると、24日以内で次の月経がきたり、逆に39日以上月経が来なかったりします。また、月経血の量も多かったり少なかったり、期間も2日以内で終わってしまうこともあれば、だらだらと続くこともあるなど、不安定です。

この無排卵月経は自分では気づきにくいのですが、長く続くと妊娠に結び付きにくくなり、やがて不妊の原因になってしまいます。ピルを飲んでいる場合も排卵は起こりませんが、薬で排卵を止めているのと、自力で排卵できない状態は違います。

自分が排卵をしているかどうかは、産婦人科を受診してチェックしてもらうほか、

ドラッグストアで売っている「排卵チェッカー」を使って自宅で調べることも可能です。

ちなみに、無排卵になる原因のひとつには「多嚢胞性卵巣」があります。

普通は、排卵のために卵巣の中で数十個の卵胞が育ち、その中で最も大きく育ったものが排卵されるのですが、卵胞の発育が進まず、卵巣の中にたくさんの卵胞がとどまったままになってしまうのが多嚢胞性卵巣です。

これは病気ではなく体質なので、必ず不妊になるわけではなく、自然妊娠する方も多くいらっしゃいます。受診して多嚢胞性卵巣がわかった場合は、スムーズな排卵を促すためのコツを産婦人科で聞いてみてください。

また、詳しくは4～5章でお話ししますが、食事をしっかりとる、ストレスを減らす、規則正しい生活を送るなど、生活面に注意して整えていくと、スムーズな月経・排卵につながる可能性があると思います。

子宮内膜症・チョコレート囊腫《のうしゅ》・子宮腺筋症……不妊症になる確率は50％

子宮内膜症とは、本来は子宮の内側にしか存在しないはずの子宮内膜組織（あるいはそれに似た組織）が、本来の場所ではないところ（卵巣、腹膜など）で増殖・剥離《はくり》を繰り返す病気です。

通常、子宮の内側からはがれ落ちた子宮内膜組織は、月経血として膣から体の外に排出されます。しかし、子宮以外の場所で増殖した子宮内膜組織は、腹腔内にとどまり、炎症や痛み、癒着《ゆちゃく》などを引き起こし、不妊の原因になる場合もあります。

子宮内膜症があるかどうかは、腹腔鏡の手術などで実際にお腹の中を覗いてみないと正確にはわかりません。しかし、次のような症状が出ていたら、子宮内膜症である確率は高いので注意が必要です。

・月経痛が年々ひどくなる

・月経以外の時でも月経痛のような痛みがある
・月経血にレバーのような塊が混じっている
・PMS症状がある
・性交痛（性行為をする時の痛み）がある
・排便をした瞬間にお尻の奥に激痛が起こる「排便痛」がある

子宮内膜症が続くと、卵管に飛び火した子宮内膜によって卵管が詰まり、排卵障害を起こすことがあるほか、卵巣内で増殖した子宮内膜から出た血液が溜まってしまう「チョコレート嚢腫」、子宮の筋肉の中に子宮内膜ができたために筋肉内に血液が溜まってしまい、どんどん筋肉が分厚くなってしまう「子宮腺筋症」を引き起こすことがあります。

また、子宮内膜症の起きている部分は常に炎症が起きているといわれており、それが理由で、卵巣へのダメージにつながり、若くても卵子のもととなる卵胞の減少が起きるという報告もあります。その後、不妊治療が必要になる可能性も否定できません。

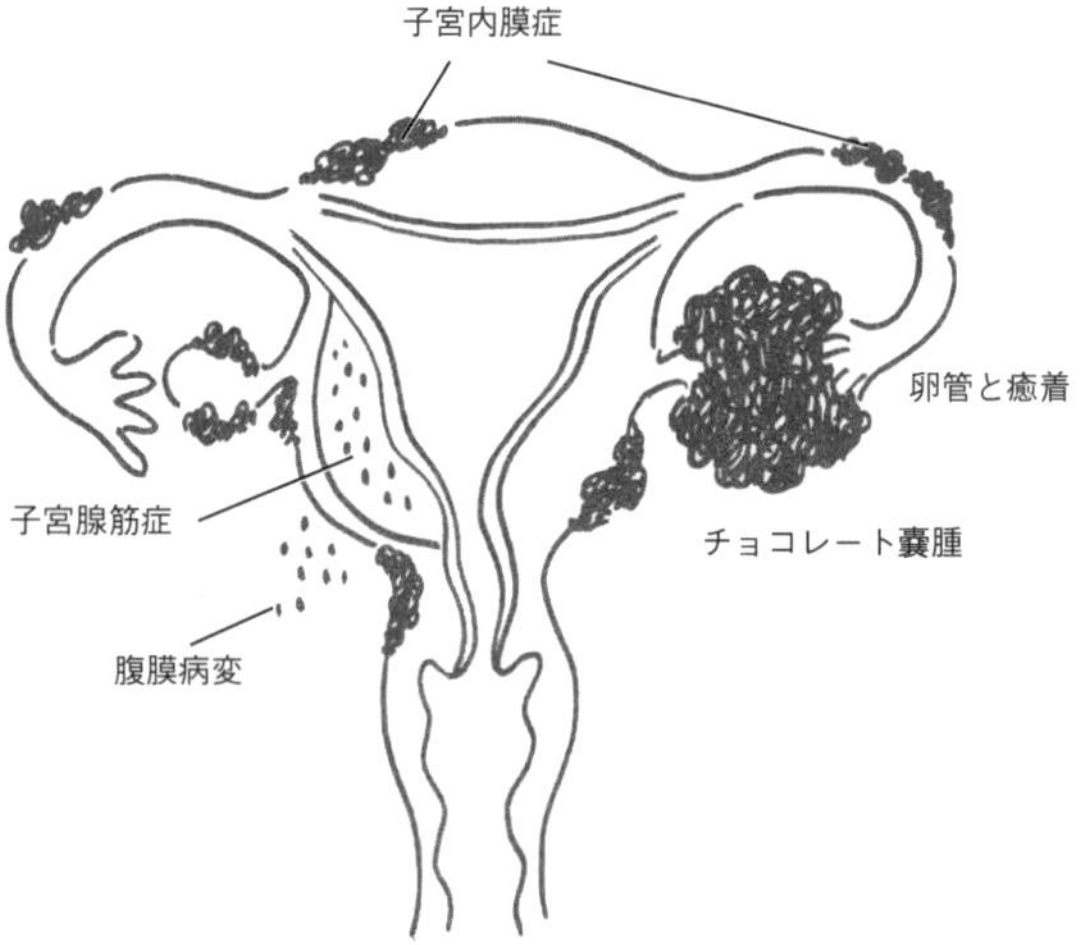
子宮内膜症
卵管と癒着
子宮腺筋症
チョコレート嚢腫
腹膜病変

卵巣嚢腫……手術で卵巣機能が低下することも

卵巣にできる腫瘍のうち、中に液体などが溜まった良性の腫瘍のことを卵巣嚢腫といいます。中に溜まるものによって、卵巣嚢腫の種類は次のように分けられます。

- **漿液性嚢胞腺腫《しょうえきせいのうほうせんしゅ》**

「漿液」という、卵巣から分泌される水のような液体が溜まるものです。卵巣嚢腫の中では最も多く見られます。

- **粘液性嚢胞腺腫**

ドロッとしたゼラチン状の粘液が溜まるものです。放置すると、とても大きくなることがあります。

- **皮様《ひよう》嚢腫**

皮膚、髪、歯などを含むドロドロした液体（主に脂肪であることが多い）が溜まるものです。はっきりした原因はわかっていませんが、受精していない卵子が人体を作るための分裂を始めてしまい、それが途中で止まることによって起こるといわれています。

・チョコレート嚢腫

先ほどご紹介したチョコレート嚢腫も、卵巣嚢腫の一種です。子宮内膜症が卵巣内で発生することによって、子宮内膜からの出血が卵巣に溜まり、嚢腫になります。

卵巣嚢腫は、大きさが6㎝を超えると破裂したり、嚢腫の重みで卵管がねじれたりすることがあるため、5㎝を超えた時点で手術を考慮することになります。しかし、将来の妊娠を考えているなら、卵巣嚢腫の手術は慎重に検討しなければなりません。というのは、手術によって卵巣機能が低下してしまう場合があるからです。

たとえばチョコレート嚢腫の場合、手術で取り去る部分は原始卵胞がストックされている「皮質」と呼ばれる場所なので、手術をすると卵子の数が減ってしまうことになります。また、発見が遅れて破裂や捻転《ねんてん》が起きてしまった場合は、緊急手術で卵巣ごと摘出せざるを得ない場合もあります。

もし、卵巣嚢腫が発見されて5cmを超えていたら、手術をせずに済む方法や、卵子凍結で残っている卵子の温存を検討するなど、産婦人科医とよく相談しましょう。

卵巣嚢腫が5cmを超えていなければ、月経を起こさせないホルモン治療薬やピルで嚢腫を小さくしておいて、妊娠に備えるという方法もあります。

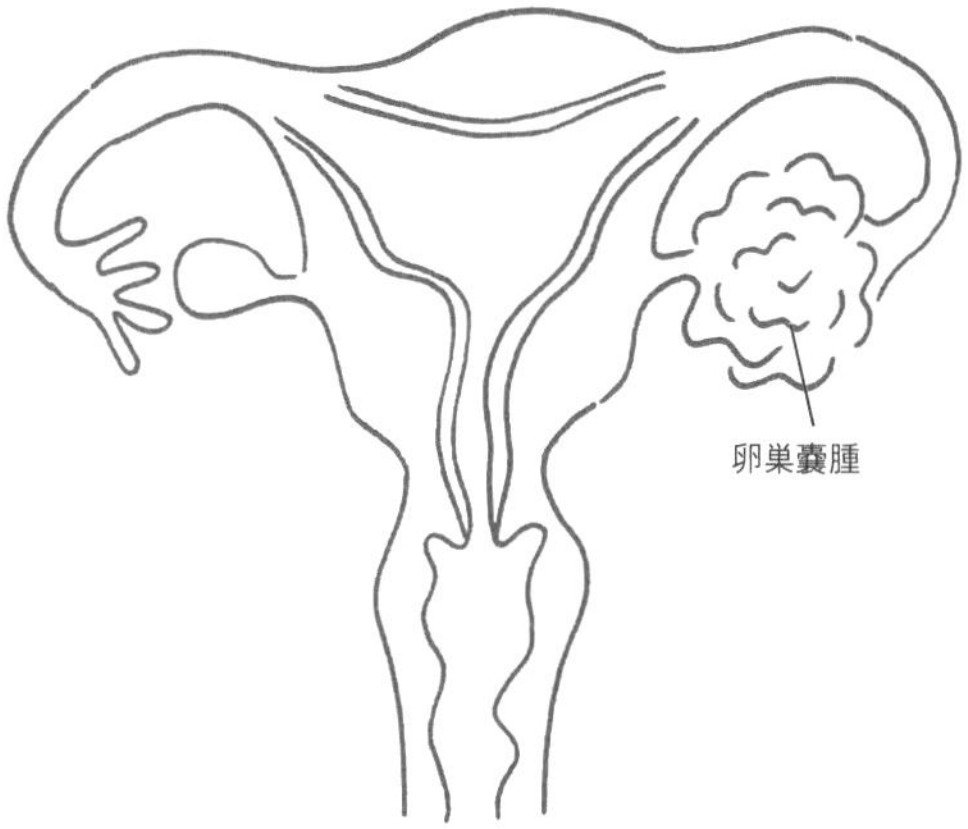

子宮筋腫……できる場所によっては、まったく妊娠できない場合もあります

子宮筋腫とは、簡単に言えば子宮にできる筋肉のこぶのようなものです。

筋腫があると、経血の量が多くなります。通常、月経の出血は、子宮の筋肉がグッと縮んで中に圧をかけることでコントロールされているのですが、子宮筋腫ができると子宮の形がいびつになり、圧が均等にかかりにくくなってしまいます。

均等に圧がかからないと月経の出血を止めることができないので、出血量は増えます。そうすると、子宮はさらに収縮して圧をかけようとするため、筋腫が子宮内膜を圧迫している場合は、月経痛もひどくなります。

小さなものを含めると、30歳以上の女性の3人に1人は子宮筋腫を持っているといわれます。子宮筋腫があっても妊娠する方はいますが、受精卵が着床する部分にできると、小さいもの1つだけでも不妊になってしまいます。

ちなみに、私の子宮筋腫は「粘膜下筋腫」といって、子宮の内側にできる筋腫で

した。粘膜下筋腫は、1㎝程度の小さなものでも受精卵の着床を妨げます。子宮の内側にできる腫瘍としてほかに内膜ポリープという病気もありますが、筋腫にしても内膜ポリープにしても、子宮の内側に飛び出すタイプのものは、不妊のリスクが高くなると考えたほうがよいでしょう。

また、子宮の筋肉の中にできる「筋層内筋腫」も、妊娠後の流産や早産の原因になることがあるので、早めの受診が大切です。

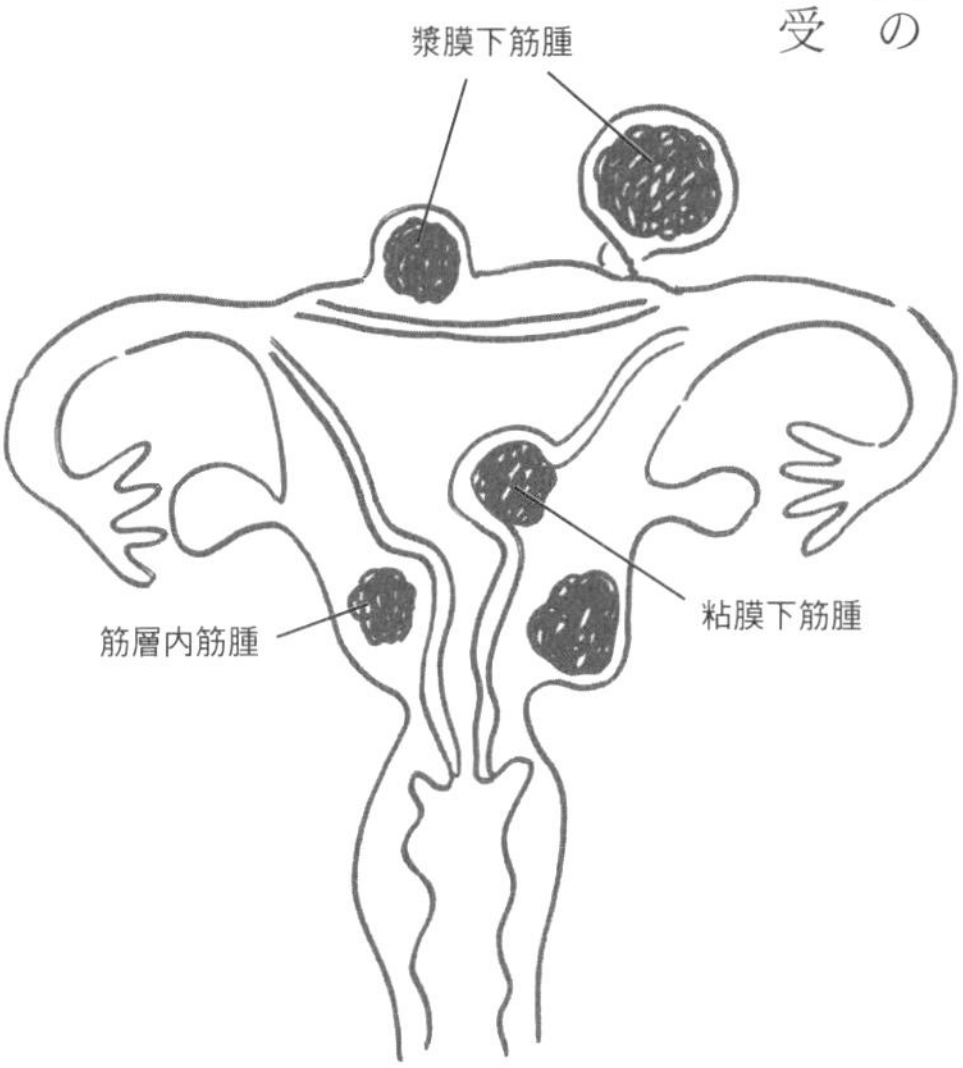

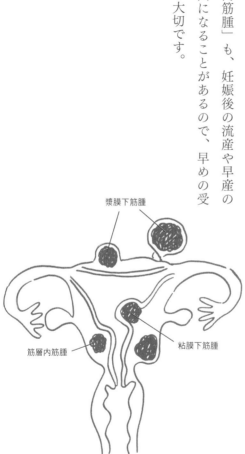

子宮頸《けい》がん……20〜30代に急増中。予防接種と定期検診を受けてほしい

子宮頸部という、子宮の入り口にできるがんを子宮頸がんといいます。発症する原因は、性行為によって感染するＨＰＶ（ヒトパピローマウイルス）です。

進行がんになってしまった場合、がんのステージによっては卵巣や子宮を取らなければならず、そうなると妊娠はできません。

また、子宮頸部の表面だけにがん細胞がある場合は、悪いところだけ切除する「円錐切除術」という手術をすればよいのですが、切除によって子宮の頸管が短くなると、早産のリスクが高まるといわれています。さらに、頸管の粘液腺に影響を受けた場合は、「頸管粘液」という妊娠するのに大事な粘液が減ってしまうこともあります。

こうなった場合、妊娠を考えるなら人工授精などの、子宮頸部を介さずに妊娠できる治療を検討しなければなりません。

子宮頸がんは、最近では20〜30代が発症のピークです。国では、20歳以上の方には2年に1回の子宮頸がん検診をすすめていますが、子宮頸がんの予防ワクチンを打っていない20〜30代の方は、毎年検診を受けたほうが安心だと思います。

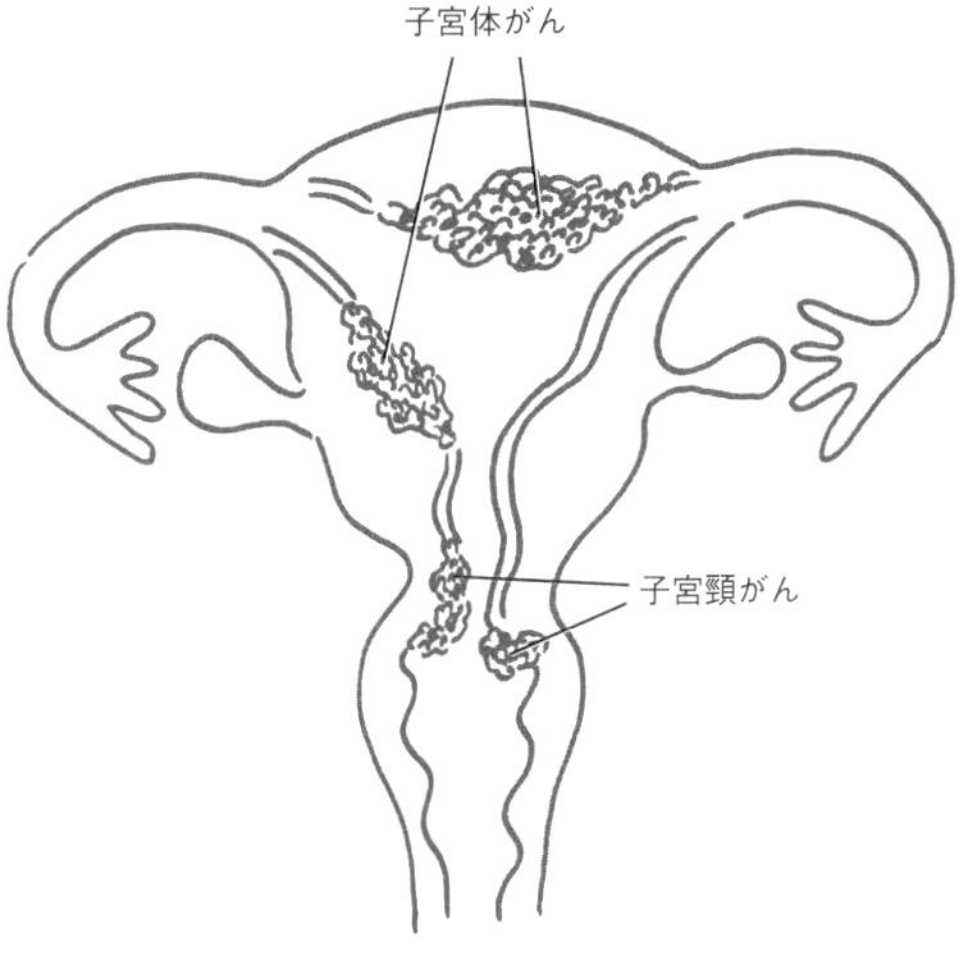

子宮体がん……遺伝との関わりも深い、子宮内膜にできるがん

子宮体がんは、子宮体部にできるがんのことで、ほとんどは子宮の内側の子宮内膜から発生します。発症が多く見られるのは50〜60代ですが、30〜40代でもかかってしまうリスクはあるので、油断は禁物です。

代表的な初期症状は不正出血で、褐色のおりものが出る、月経がなかなか終わらないといった場合には、早めの検査をおすすめします。

子宮体がんの罹患率は、最近20年で3倍以上に増えました。増加している原因は、昔に比べて妊娠回数が減っている（月経の回数が増えている）ことや、食生活の欧米化、ホルモンバランスの乱れなどと考えられています。

また、遺伝との関わりも深いので、家族の中に、卵巣がん、乳がん、大腸がん、胃がん、小腸がん、胆道がん、腎盂《じんう》・尿道がんなどにかかったことがある方がいらっしゃる場合は、何も症状がなくとも定期的に検査を受けたほうがよいでしょう。

性感染症……パートナーがいる方は一緒に検査を

性的接触によって感染する病気である性感染症は、不妊の原因になるだけではなく、妊娠してからの影響も大きいので、ブライダルチェックの検査項目にもあがっています。将来、妊娠できる体に整えるためには、パートナーとともに性感染症にかかっていないかの検査をしたうえで、妊娠を目的としない性行為の時は、必ずコンドームで予防しましょう。

主な性感染症は次の通りです。

◎梅毒

梅毒というと「大昔に流行した恐ろしい性病」というイメージを持つ方が多いかもしれませんが、2011年くらいから若い女性の間で急増しており、現在も増加する一方です。

梅毒は、梅毒トレポネーマと呼ばれる細菌によって起こる性感染症で、感染するとさまざまな症状が現れたり消えたりしながら10年くらいかけて進行していき、最後は血管や脳、脊髄など全身に影響が及び死に至る病気です。

感染初期は無症状の場合や、症状が出てもいったん消えるので見逃されやすく、気づかないうちに感染を広げてしまう危険性があります。

妊婦さんが梅毒にかかると、流産、早産、死産、低出生体重、新生児死亡などのリスクが上がるだけでなく、母子感染で赤ちゃんが先天梅毒にかかることがあります。すると、神経や骨などに異常をきたし、歯の形が完全に変わってしまうこともあるので、妊娠前に検査を受けることが大切です。

◎クラミジア感染症・淋菌感染症

クラミジア感染症・淋菌感染症は、どちらも感染初期には自覚症状がほとんどない点で似ています。いずれも卵管を詰まらせるので、気づかないうちに不妊症になってしまいます。

また、卵管が詰まっていなくとも、クラミジアや淋菌に感染した状態で妊娠すると子宮外妊娠や流産になるリスクも上がりますし、治療されないまま出産に至ると、赤ちゃんの肺炎や結膜炎などの病気にもつながります。

クラミジア感染症も淋菌感染症も、本来は抗生物質で治療できるのですが、近年は抗生物質が効かない「耐性菌」が多くなっています。そのため、まずは予防に努めることが大切です。

◎性器ヘルペス

性器ヘルペスは、ヘルペスウイルスによって起こる性感染症です。性交で感染するほか、口の周りにできる口唇ヘルペスが、オーラルセックスによって性器に感染することもあります。性器ヘルペスに感染すると、次のような症状が現れます。

- 水ぶくれや、それが破れたための潰瘍《かいよう》ができる
- 潰瘍の部分に強い痛みがあってしみるため、排尿が困難になる
- 太ももの付け根のリンパ節の痛み、腫れ
- 発熱

ヘルペスウイルスは、一度感染すると完全に排除することはできません。そのため、過労やストレスで体力が落ちたり免疫力が落ちたりすると、症状が再発することがあります。

また、分娩が始まった時に性器ヘルペスの発症が認められた方や、妊娠中に初めてヘルペスができた方で症状が出てから1か月以内の分娩の場合、再発した方で症状が出てから1週間以内の場合も、帝王切開での分娩になります。赤ちゃんが産道を通るときに性器ヘルペスに感染すると、治療されなければ死亡率は70〜80%、治療をしたとしても死亡率は30%も高まるためです。性器ヘルペスを度々繰り返す方は、お産の間際でヘルペスが出ないように抗生物質を飲んでもらうこともあります。

◎ 尖圭《せんけい》コンジローマ

尖圭コンジローマは、性器に生じる鶏のとさかのようなイボです。原因であるHPV（ヒトパピローマウイルス）に性行為で感染すると、感染から3週間〜8か月でイボを生じます。

専用クリームの塗布から外科的に切除する方法まで、治療法はいろいろあるのですが、「3か月後に25％は再発する」といわれているほど再発しやすいため、その場合は繰り返し治療を行う必要があります。

また、妊婦さんが尖圭コンジローマにかかっていると、生まれた赤ちゃんの喉の中に「乳頭腫」というイボのようなものができて、窒息の原因になることがあります。そのため、妊娠中に尖圭コンジローマが見つかった場合は、程度によっては赤ちゃんへの感染を減らす目的で帝王切開での出産となることもあります。

今は予防接種があるため、性行為を経験する前に予防接種をすることをおすすめします。

やせすぎも不妊につながります

病気とは違いますが、妊娠を望むならやせすぎにも注意が必要です。

日本人女性は世界の国々に比べて「やせ」の割合が高く、20代では20%以上にのぼります。

第1章に掲載した「卵巣年齢チェックテスト」には、「ダイエットや病気、体調不良などで急激にやせた経験がある」という項目がありました。なぜこの項目が卵巣年齢と関係しているかというと、急激に体重が落ちると卵巣機能が低下し、無月経になってしまうおそれがあるからなのです。

正常な月経を維持するには、体脂肪率22%以上が必要です。15%以下になると月経不順が始まり、10%以下では無月経になることがわかっています。無月経になれば、当然のことながら妊娠はできません。

◎やせすぎは月経にも妊娠にも影響します

では、やせすぎるとなぜ月経を維持できないのかというと、月経にはかなり体力を使うためです。月経周期1回分の出血の総量は、約120㎖。普段、私たちはこんなに出血することはありません。女性の多くは、毎月の月経を「当たり前のこと」として迎えていますが、これだけの血液が失われるのは大変な負担です。やせている方は体力がないため、この負担が本人にとってとても大きなものになってしまうのです。

また、「やせ」は妊娠してからも影響します。

やせている女性は筋力が少ないため、妊娠すると大きいお腹を支えられずに早産になりがちです。そのほか、骨盤が小さいために難産になったり、赤ちゃんが骨盤の中の産道を通り切れずに帝王切開での出産になったりすることもあります。

さらに、低体重の女性が産んだ赤ちゃんは、2500g未満の低出生体重児として生まれる確率が高く、低出生体重児は成人後に高血圧や糖尿病などの生活習慣病にかかるリスクが高いこともわかっています。

そこで厚生労働省は、2021年に妊娠中の女性の適正な体重増加量の目安を引き上げました。それによると、妊娠前にＢＭＩ値（体重（kg）を身長（m）×身長（m）で割った体格指数）が18・5未満の低体重だった妊婦は、妊娠中に12〜15kgほど体重を増やすことが目安となっています。これは以前の基準値よりも、3kgほどアップした数値です。「やせの方は、より太ったほうがよい」ということですね。

◎ 極端なダイエットは、産めない体につながります

妊娠力アップにつながる食材や栄養の話は5章で詳しくお伝えしたいと思いますが、まず提案したいのは「もっときちんと食べましょう」ということです。

人間の体を維持するためにはいろいろな栄養を必要としますが、それらの栄養は単体で働くわけではなく、互いに協力して働いています。ですから、極端なダイエットで栄養が偏ったり、足りなくなったりすれば、心身はうまく機能しなくなってしまいます。もちろん、卵子も育たず、排卵も行われず、月経も止まってしまうのです。

また、絶食して短期間で一気に体重を落とすようなダイエットの場合、何が落ちているかというと自分の筋肉です。筋肉が落ちれば冷えにつながりますし、妊娠し

［ 不妊とBMIの関係 ］

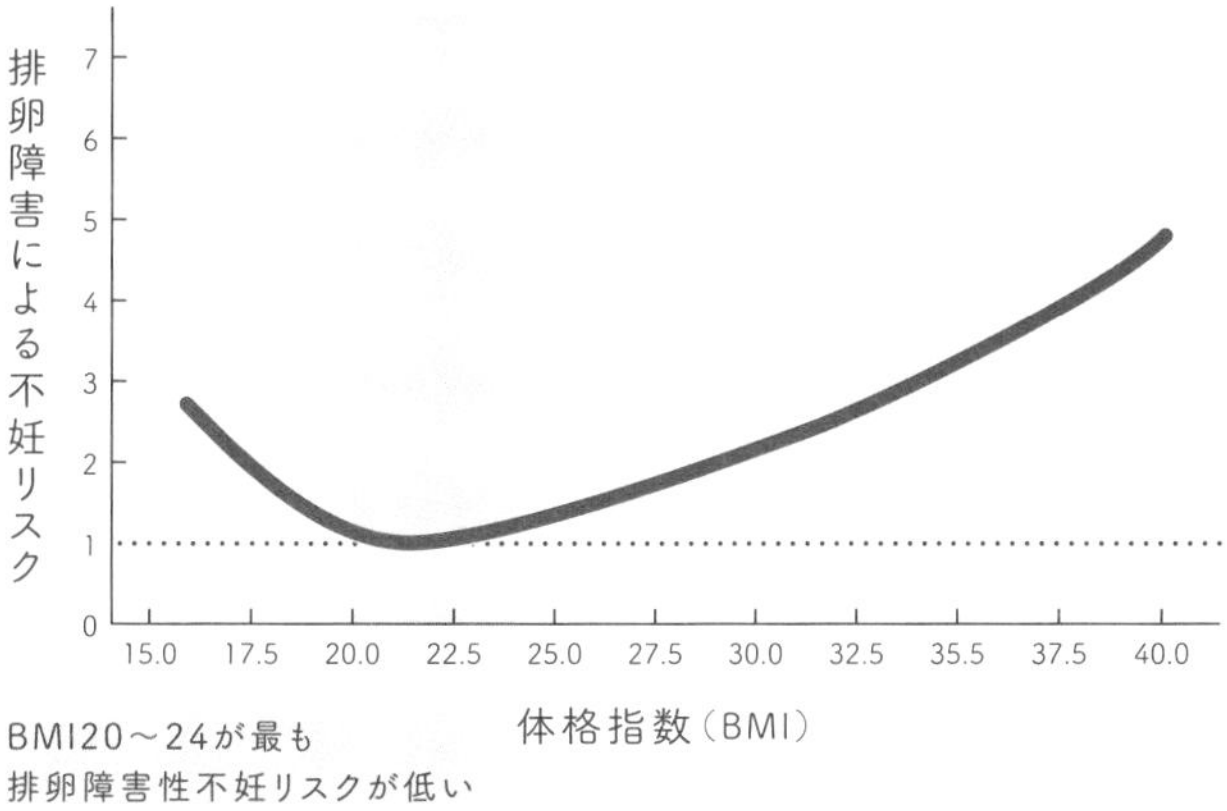

資料：Rich-Edwards JW,et.al.,EPIDEMIOLOGY 2002;13:184-190より作図
米国の看護師健康研究IIのデータを解析。26125人の妊婦と830人の排卵障害の不妊女性を対象

ても切迫早産の危険性が高まります。さらに、筋肉量の低下は後々、糖尿病や免疫低下による肺炎などの感染症、骨量の低下、そして認知症になる危険性も高まります。

減量が本当に必要な女性が無月経にならず、健康や妊娠力を維持しながらダイエットをするなら、ちゃんと食べながら、半年で2kg落とすのが限界です。しかも、同時に軽い運動も加えながら、筋力も維持する必要があります。

卵巣が元気で心地よくいられるBMI値は、20以上24未満とされています。妊娠できる体のためには、体重をこの範囲でキープするようにしてくださいね。

「糖化」「酸化」「炎症」「冷え」にも要注意

　こちらは病気とは違いますが、体内老化の原因といわれる「糖化」「酸化」「炎症」も、卵巣機能の低下・卵子の老化につながります。

「体のコゲ」といわれる糖化は、たんぱく質と糖が加熱されたときに起こる現象です。食事で糖質をとりすぎると、エネルギーとして使いきれなかった余分な糖は人体のたんぱく質と結びつきます。それが体温で加熱されることによって「AGEs（終末糖化産物）」という茶色いコゲのような老化物質が生成され、人体のたんぱく質を劣化させるのです。卵子もたんぱく質でできていますから、糖化しやすい食生活は卵子の老化を進めてしまうといえます。

　一方、「体のサビ」といわれる酸化は、体内に取り込んだ酸素の一部が「活性酸素」に変化することで起こります。活性酸素は本来、体内の病原菌を退治する免疫機能のような役割を持つものです。ところが、増えすぎると健康な細胞まで傷つけてしまいます。この現象が酸化です。特に卵子や精子は酸化ダメージを受けやすいため、不妊治療の最前線では、受精卵を培養するときに抗酸化作用のある物質を培養液に添加する試みが行われているそうです。

そして炎症とは、体内に侵入したウイルスなどの異物・死滅した自分の細胞などを取り除き、元の状態に戻そうとする免疫防御システムのひとつです。短期間で治る「急性炎症」と、軽度の炎症がいつまでも長引く「慢性炎症」に分けられますが、卵巣や卵子の老化に関わるのは慢性炎症です。炎症反応が体内でずっと続いていると、細胞を老化させ、がんを始めとするさまざまな病気につながるおそれがあります。

この3つに加え、「冷え」で血行が悪くなると、骨盤内の血液循環も滞るため、卵巣機能の低下がさらに進んでしまいます。

ですから、卵巣の老化速度を抑えるには、体の「糖化」「酸化」「炎症」「冷え」を同時に撃退することが大切です。詳しい予防法・改善法は5章でお伝えします。

不妊の原因は女性だけにあるわけではありません

不妊というと「女性のほうに原因がある」と思われやすいのですが、決してそうとは限りません。

左のグラフは、不妊原因の男女別内訳を示したものです。原因に男性が関わっている「男性因子」と「両方の因子」を合わせると、全体の半数近くに及ぶことがわかります。

つまり、不妊原因の割合は男女半々といえるのです。

また、「卵子は女性の年齢だけ歳を重ねるけれど、精子は毎日作られているから、男性はいくつになっても子どもを作れる」と思っている方も多いようですが、それも誤解です。男性の精子も加齢の影響を受けるので、年をとれば不妊率は高まります。

ですから、将来もし不妊に悩むことがあったら、女性だけでなく男性も一緒に検

[不妊原因の男女別内訳]

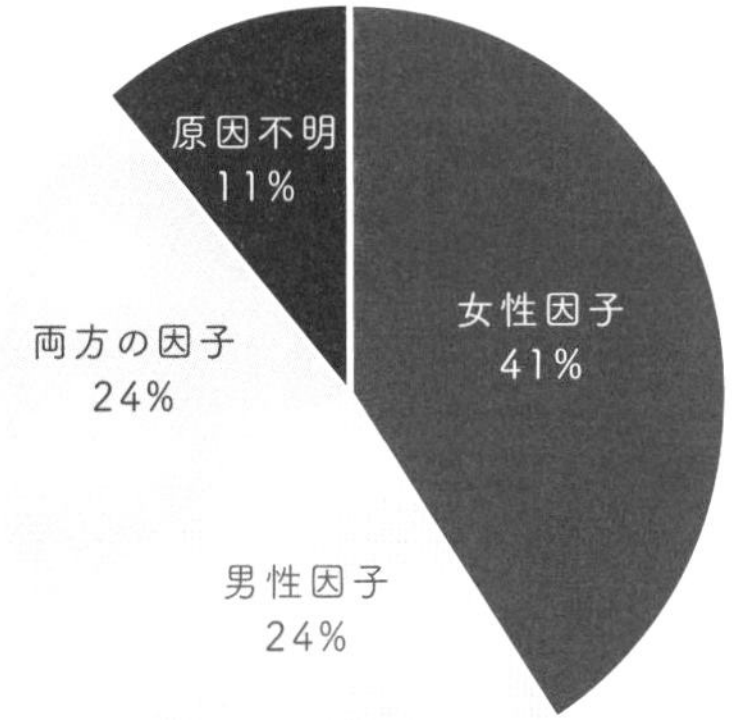

資料:Rowe PJ, Farley TM :The standardized investigation of the infertile couple. In: Rowe PJ, Vokhlaeva EM(eds) WHO Symposium on Diagnosis and Treatment of Infertility, Yerevan, Armenia Toronto: Hans Huber Publisher, 1988;15-41.

査を受けるようにしましょう。まだ若い男性であっても必要です。

そして、不妊治療をすることになったとしても、自然妊娠した人に引け目を感じる必要もありません。

COLUMN

26歳で早発閉経（早発卵巣不全）と診断された千種《ちくさ》ゆり子さんに話を聞きました

◎ 診断を受けるまで知らなかった「早発閉経」

私は、26歳の時に「早発閉経（早発卵巣不全）」と診断されました。

最初に異変を感じたのは24歳の時です。月経が来ないので産婦人科へ行ってみたら「すぐに子どもがほしいのか」と聞かれ、すぐには予定がないと答えたところ「まずはピルで月経周期を整えましょう。それでも月経が来なければ、また来てくださ い」とだけ言われて。当時は気象予報士の資格試験の勉強をしていたのと、東日本大震災からまだ1年ほどだったので、「ストレスが原因で一時的な月経不順が起きているのかな」くらいに思っていました。そもそも普段から健康には気を配っていて、バランスのよい食事をとっていましたし、空手をやっていたので運動量も多く、重い病気につながるような心当たりはなかったからです。

ところが、それから2年経って青森に転勤してからも、ピルを出されては月経が来たり止まったりの繰り返し。そのうえ、更年期障害のホットフラッシュのようなほてりが出るようにもなって「これは変だ」と思い、青森の不妊治療専門クリニックでセカンドオピニオンを受けてみました。そこで初めて、早発閉経であることがわかったんです。

私はそれまで、すべての女性は年齢とともに卵巣が老化して、だんだん卵子が減っていくことも、何らかの原因でその減少がほかの人よりも早く、40歳未満で閉経してしまう早発閉経という病気があることも、まったく知りませんでした。先生の話を聞いてもわからなかったので、自分で調べて少しずつ理解していった記憶があります。

でも、将来は子どもを持つことが夢だったので「とにかく卵子があるうちになんとかしないといけない」と思い、結婚の予定はまだないまま不妊治療を決意しました。ただ、その青森のクリニックは本格的な治療を行える環境が十分でなかったのと、仕事の都合ですぐに青森を離れることができなかったので、タイムラグが生じてしまったんです。結局、東京に戻って実際に治療を始めるまでには1年ほどかかりました。

治療では毎日同じ時間に排卵誘発剤の自己注射を打つのですが、当時はシフト制で、働く時間が不規則だったため、勤務時間中に打たなければならないこともありました。お弁当に紛れ込ませて保冷剤と一緒に冷蔵庫に入れ、トイレ休憩に行くのを装って打っていましたね。

◎ 29歳で不妊治療にピリオドを打った理由

排卵誘発剤での刺激を2年間続けても採卵できなかった私は、次にＩＶＡ（原始卵胞体外活性化法）という治療法を試すことにしました。ＩＶＡとは、早発閉経で卵巣機能が低下した人の新しい不妊治療として期待されている治療法です。卵子のもとになる原始卵胞が卵巣の中にあるかどうかを確認して、眠っている原始卵胞があったら活性化して培養し、卵管の中に戻すというものです。

この治療を行うには、卵巣の組織片を切り出して原始卵胞があるか検査する必要があります。ところが検査を受けたら、取り出した組織片には原始卵胞が1個もなかったんです。自己注射で刺激しても採卵できず、組織片に原始卵胞も見つからない……。「それなら」と納得がいった私は、29歳で不妊治療にピリオドを打ちました。まだ若いうちに不妊治療をやめる決断をしたのは、「結果が出ないかもしれないことに時間とお金を使って、あとで自分が納得できるのかな」と考えた結果です。それよりは、もっと社会の誰かのためになることに使ったほうが自分らしいなと思って。最近は社会が変わって「人間としてどう生きるか」というところを一人ひとりが重視してもいい世の中になってきているなか、私も私らしい選択をしたと思っています。

◎ 体の異変に気づいたらすぐ一歩を踏み出して

こうなったことの原因は、いまだにはっきりわかりません。追及しても苦しくなるし、今となっては考えてもしかたないと思っているのですが、不妊治療をもう数年早く始めていれば、1年のタイムラグがなければ、もしかしたら採卵できていたかもしれません。何より、24歳の月経不順の時点で早発閉経を疑っていれば、もっと早くセカンドオピニオンを受けて、しかるべき対処を取ることができたかもしれません。

でも当時の私は、すぐ病院へ行ったのはいいものの「婦人科に関わるすべてを把握している医者なのだから、担当医の言う通りにしていれば大丈夫」と思い込んでしまっていました。今なら、自分の体のことなのだから、まかせきりにせず、自分でも調べて、担当医に疑問をぶつけて、一緒に治療方針を決めるべきだったと思えます。

それから病院を選ぶ時も、「お産を中心にしている」「若い人を診ることに慣れている」など、得意分野を見極めることが大切だと思いますね。私のような早発閉経を早期発見するなら、不妊治療を専門にしている病院のほうがいいかもしれません。

女性の皆さんには、自分の体や健康について少しでも不安に思うことがあったり、何か異変があったりしたら、早く一歩を踏み出してほしいと思います。そして、もし治療ができるなら、やらない後悔よりはやった後悔のほうがずっといい。時々「結婚の予定がないのに不妊治療を行うというのは、ハードルが高くありませんでしたか？」と聞かれることがあるのですが、「ほかの人がそう思っているとしても、私は自分のために行く！」と思って治療を続けていました。

将来妊娠したいという希望がある方なら、自分が妊娠できるかどうかはもちろん、不妊治療や女性の健康について、きっといくらか関心があると思います。そういう時の行動の取り方は、「お母さんに相談しよう」「友達に相談しよう」など人によってさまざまだと思いますが、相談した相手が正しい知識を持っているとは限りません。特に、若ければ若いほど友達に相談する人は多いと思うのですが、友達に相談して、安心して終わりにしてしまうのはちょっと心配です。

だからまずは、かかりつけの婦人科医、それこそ友達感覚でいろいろ話せるお医者さんを見つけておくことがいいのではないかと思います。

自分の体に向き合うのは怖いかもしれませんし、つらいこともあると思います。でも、その後の自分の行動や考え方しだいで、体験をプラスに変えることはできますから。そう思って、私は今生きています。

千種《ちくさ》 ゆり子《こ》

1988年、埼玉県生まれ。気象予報士、防災士。2013年に気象予報士の資格を取得。NHK青森を経て、テレビ朝日「スーパーJチャンネル」（土日）や、TBS「THE TIME」に気象キャスターとして出演。2022年に、26歳の時に難治性の不妊症である早発閉経（早発卵巣不全）と診断されたことを公表。自分の身体や健康に目を向けることの大切さを伝えるため、クラウドファンディングで映画の制作を準備中。

プレコンセプションケアとは？

いつかパートナーができたり、結婚が決まったりしたときには「プレコンセプションケア」への取り組みをおすすめします。

プレコンセプションケアとは、「妊娠前から自分の健康に向き合う」というヘルスケアのことです。海外では米国疾病管理要望センター（CDC）や世界保健機構（WHO）が提唱しており、最近は日本でも取り入れる病院が増えてきています。

プレコンセプションケアの目標は、これから妊娠を計画している女性とそのパートナーが、現在の体の状態を一緒に把握すること。そして、いずれ妊娠・出産・子育てをしていく自分たちの将来と向き合い、妊娠前からできる健康管理について、各分野のスペシャリストたちに相談することです。健康面だけでなく、日々の生活面での不安などについても相談できるので、場合によってはケアの一環として行政や福祉のサポートを受けることもできます。

妊娠前の今から、プレコンセプションケアについて覚えておいてくださいね。

第3章

婦人科に行く

産婦人科は、妊婦さんだけのものではありません

「もっと気軽に来てもらえたらいいのに」
これは、多くの産婦人科の医者が思っていることです。
女性が初潮を迎えたら、自分の月経についてなんでも相談に行ける産婦人科のかかりつけ医がいたほうが、絶対によいといえるからです。

初潮を迎えると、卵巣や子宮といった婦人科系の器官との関わりが深くなりますし、毎月の月経も避けられません。

にもかかわらず、日本では性教育を受ける機会が少なく、女性の体の仕組みはもちろん、卵巣や子宮の健康に関しての正しい知識も普及していません。しかも、月経はとてもプライベートなこと。誰かに気軽に話したり、比べたりすることもできず、ひとりで悶々と悩み続け、その間に病気が進行してしまうケースも多くあるの

です。

ですから私は、性教育のために小学生・中学生・高校生にお話をする時には「産婦人科のかかりつけ医を持ってください」と、必ずお話ししています。

「妊娠するまで産婦人科には行ったことがなかった」という女性も多いのですが、将来子どもができて女の子のお母さんになったら、ぜひ娘さんにもかかりつけ医を持つ重要性を教えてあげてほしいと思います。

また、気軽になんでも相談に乗ってくれる身近な医者による医療のことを「プライマリ・ケア」といいますが、女性の場合は、プライマリ・ケアを受けるのも産婦人科が最適です。

なぜかというと、先にもお伝えした通り、女性には月に1回は必ず月経があり、妊娠・出産・更年期に至るまで、卵巣や子宮とのお付き合いがずっと続くからです。

産婦人科医は、女性の体の専門家。なんでも相談できる産婦人科医がいれば、月経のことはもちろん、どの診療科にかかればよいのかわからないような時にも気軽に話せます。

女性は、産婦人科では何を相談してもよいのです。一見、婦人科系の病気とは全然関係がなさそうな「喉のこの辺が腫れたんですけど、どうしたんでしょうか？」といった症状でも、産婦人科医の判断で適切な専門医に紹介状を書いてもらうことも可能です。

ブライダルチェックを受けてみましょう

「将来子どもがほしいのですが、私は産めますか?」と、病院を訪ねて来られる未婚女性の方は多くいらっしゃいます。

そうした方におすすめしているのが「ブライダルチェック」です。

ブライダルチェックとは、将来的に妊娠に影響する病気がないかどうかを調べる、婦人科検診を含んだ健康診断のことをいいます。

ブライダルチェックを受診するメリットは、子宮・卵巣の疾患や性感染症などを、早期発見・早期治療できること。それによって、不妊や流産といったリスクを抑えられるほか、妊娠中には行えない治療を先に済ませておくこともできます。

また、受診の対象者に決まりは特にありません。「ブライダル」とあるので結婚が決まっている人向けのような感じがしますが、パートナーの有無や年齢に関わらず、誰でも（男性でも）受診できます。

実際、ブライダルチェックを受ける方のなかには「まだ結婚はしていないけれど、将来自分が妊娠したい時に困らないように、今のうちに調べられることを調べておきたい」という方も多くいらっしゃいます。最近では、結婚相談所で婚活前にブライダルチェックをすすめることもあるようです。

ここからは、ブライダルチェックを行う病院の選び方や、具体的な検査内容についてご紹介しましょう。

◎ ブライダルチェックを行う病院の選び方

まずは、自分が通いやすいエリアの婦人科を検索してみましょう。次に、男性の先生か、女性の先生かを希望に応じて絞り込み、ホームページにブライダルチェックの項目があるかどうかを確認します。

もし、ホームページにブライダルチェックの記載がなければ「そちらの病院でブライダルチェックはできますか？」と、電話で問い合わせてみましょう。

ちなみに、ブライダルチェックを行っている病院が、不妊治療も積極的に行っている場合、その病院の医師は不妊や高齢出産に関する知見が豊富であると考えられます。そうした病院を選べば将来の妊活についても相談しやすいですし、いざ「妊娠したい！」と思った時や、不妊治療が必要になった時は、そのまま同じ病院で治療を行えるメリットもありますよ。

◎ブライダルチェックの一般的な検査内容

ブライダルチェックで確認することは、基本的に次の４つです。

・がんなどの病気はないか
・感染症はないか
・子宮や卵巣に問題はないか
・卵巣予備能（残っている卵子の数）やホルモン値は、年齢相応か

ほかにオプションとして、

・生活習慣病の有無（健康診断を受けていない方向け）
・妊娠中にかかると問題になる感染症の抗体検査

といったことを確認する場合もあります。

具体的な検査内容は病院によって多少異なりますが、一般的な内容や費用感は、左のページの表のようになっています。

多くの病院では基本的な検査がパッケージになっており、オプションとして気になる項目を追加できるようになっています。

また、ブライダルチェックは本人の希望で受ける検査なので、保険が適用されず自費の場合もあります。

「必要最低限でよい」という場合でも、あらかじめ検査内容についての知識があったほうが取捨選択しやすくなるので、それぞれの検査内容についてざっとご紹介しましょう（オプションを含みます）。

[ブライダルチェック料金表]

項目	料金
血液型(ABO式・Rh式)	各 270円
血液検査(貧血検査)	240円
〃 (肝機能検査)	1030円
トキソプラズマ抗体	1030円
サイトメガロウイルス抗体	2270円
超音波検査	5830円
子宮頸がん検査	2050円
HPV検査	5500円
風疹抗体	2270円
麻疹(はしか)抗体	2270円
HBs抗原(B型肝炎)	970円
HCV抗体(C型肝炎)	1160円
梅毒検査	520円
HIV抗体	1240円
クラミジア感染症	1720円
淋菌感染症	1980円
細菌顕微鏡検査	710円
FSH	1190円
E2	1900円
AMH	**円(各病院で異なる)

※ 各項目検査料金は、基本料金です。病院によって多少の増減があります
※ 検査代に加え、採血手技料や検査結果の判断料は別途
※ 現在AMHは自費検査のため、病院によって金額は異なります。著者のクリニックでは5500円

◎ 超音波検査

妊娠を妨げるおそれがある、子宮や卵巣の病気の有無をチェックするための検査です。ブライダルチェックではぜひ受けたい基本の検査といえます。

具体的には、超音波の器具を膣内に入れ、子宮や卵巣の形（双角子宮などの子宮の形態異常、多嚢胞性卵巣のチェック）、子宮内膜症や子宮筋腫、卵巣嚢腫などの病気の有無を調べます。

◎ 血液検査

血液検査も、最低限受けたい基本の検査です。血液を採取し、貧血や肝機能・腎機能の検査、糖尿病や脂質異常症（高脂血症）がないかなど、基本的な健康状態を検査します。希望すれば、性感染症、風疹抗体、麻疹抗体、肝炎（B型肝炎、C型肝炎）、トキソプラズマ（寄生虫による感染症）抗体、サイトメガロウイルス（妊娠中に感染すると赤ちゃんに障害が出るおそれのあるウイルス）抗体、甲状腺機能を含めたホルモン検査、卵巣予備能などについてもオプションで検査してもらえます。

◎子宮頸がん検査

子宮頸がんが妊娠中に発見された場合、状況によっては妊娠を中断しなければならないこともあります。「一度も受けていない」「数年以上受けていない」という方には、ぜひ受けていただきたい検査です（人間ドックや自治体が行う子宮頸がんの定期検診を受けている方は、外しても構いません）。

病院がお住まいの市区町村内にあれば、自治体の公費負担で無料または少額で検査を受けられる場合もあるので、自治体窓口やホームページで確認してみるとよいでしょう。検査は、子宮の入り口である子宮頸部をブラシや綿棒などでこすり、粘膜細胞を採取して行います。

◎ＨＰＶ検査

子宮頸がんの原因となる、ＨＰＶ（ヒトパピローマウイルス）の感染の有無を調べる検査です。多くは子宮頸がんの定期検診で検査異常が出た時に行いますが、希望すれば子宮頸がん検査と同時に自費で受けることも可能です。併用すると子宮頸がん検査の精度が上がるほか、将来がんになるリスクを把握できるというメリットもあります。また、一般的なHPV検査でわかるのは陰性か陽性かのみの結果ですが、陽性だった場合に、リスクが高いHPVのうちの何型に感染しているかまでわかる高度な検査もあります。検査はいずれも、ブラシ状の器具でおりものを絡め取って行います。

◎ 感 染 症 検 査

感染症検査で行うのは、主に次の3つです。

・性感染症検査

梅毒、HIV、クラミジア感染症、淋菌感染症、トリコモナス膣炎、カンジダ膣炎などに感染していないかを調べます。感染が続くと不妊につながるリスクがあるため、注意が必要です。検査は、膣からおりものを採取するか血液検査で行います。

・風疹や麻疹（はしか）の抗体検査

子どもの頃に風疹や麻疹にかかったり、予防接種を受けたりした覚えがない場合は検査をおすすめします。妊娠中に風疹や麻疹にかかると、流産や早産のリスクがあるだけでなく、母子感染で赤ちゃんにも大きく影響が出てしまうためです。

また、予防接種を受けていても、年月が経つと抗体が薄れてしまうことがあります。妊婦健診でも同じ検査をするのですが、この機会に一度抗体検査を行い、抗体がない・または薄い方は、妊娠前に予防接種を再度受けておくことをおすすめします。

できれば風疹や麻疹だけでなく、おたふく風邪、水ぼうそう、予防接種のない感染症であるりんご病も、それぞれ妊娠に影響があるので過去にかかっているかどうかを確認しておくとよいでしょう。

・肝炎検査（B型肝炎、C型肝炎）

マストの検査ではありませんが、心当たりがあれば検査をおすすめします。

B型肝炎やC型肝炎はウイルスによって感染します。自分がキャリア（親や家族が感染していることで、症状がないまま感染していること）と知らずに妊娠すると母子感染を引き起こすため、妊娠前に発見し、早めに治療を行う必要があります。

◎ 卵巣予備能検査

卵巣の中に残っている卵子の数を推定したり、機能不全がないかを調べたりする検査です。

次にご紹介するうち、「AMH検査」は月経周期に関わらずいつでも測定可能ですが、「FSH検査」「E2検査」は月経開始から3～5日目の卵巣が休まっているときに血液検査で測定します。そのため、検査のスケジュールは月経周期を確認してから決めましょう。

・AMH（抗ミュラー管ホルモン）検査

「卵巣年齢がわかる」などといわれ、近年話題になっている検査です。具体的には、発育過程の卵胞の数を推測する検査で、卵巣の中にあとどれくらい卵子が残っているかの指標となります。

数値が低ければ残りの卵子の数は少ないと推測されますが、すなわち妊娠しにくいということにはなりません（詳しくは98ページをご覧ください）。逆に、年齢の割に高い場合も排卵障害が疑われるので注意が必要です。

・FSH（卵胞刺激ホルモン）検査

脳下垂体から分泌されて卵巣を刺激して卵胞を育てる、FSHというホルモンの値を測定する検査です。妊娠適齢期であれば10以下ですが、閉経が近づくにつれて値が上昇していきます。

・E2（卵胞ホルモン）検査

E2はエストラジオールともいい、エストロゲンの一種です。妊娠に備えて子宮内膜を厚くし、受精した卵子が着床できるように準備をしてくれます。

月経開始から3～5日あたりの正常値はおよそ20～70とされていますが、正常値よりも低ければ無排卵月経など卵巣機能の低下が疑われ、異常に高い値の場合は卵巣内にエストロゲンを過剰産生する腫瘍の発生が疑われます。

低用量ピル、誤解していませんか？

日本には、ピルに対する抵抗感を持っている女性が多いようです。若い方の間にも、「ピルはよくない」というようなイメージが根強くあるのを感じます。

使いたくないという方に理由を聞いてみると、

「お母さんがピルは怖いと言っていたから」

「ピルを飲んでいると遊んでいると思われるから」

といった答えが返ってくるのですが、それらはピルに対する誤解です。

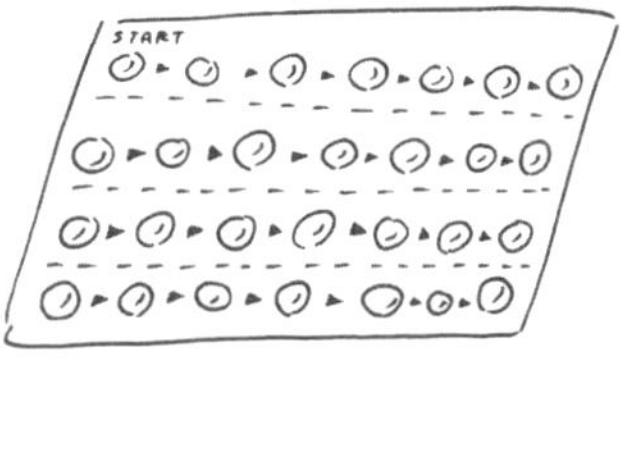

ピルには、女性の体にとって多くのメリットがあります。

ピルの仕組みについては次のページで詳しくお話ししますが、月経やＰＭＳが軽くなるだけでなく、卵巣を守ることもできるのです。

ですから「いつか妊娠したいなら、早いうちからピルは飲んだほうがよい」と、多くの産婦人科医は考えています。

それを証明してくださったのが、元サッカー日本女子代表の澤穂希さんです（116ページ）。澤さんは現役時代、試合で自分の力を十分に発揮するために、ピルを使って月経をコントロールしていたそうです。その後結婚し、現役を引退した直後に妊娠されました。

もし今、ほんの少しでも不調があったり、将来の妊娠について不安を感じたりすることがあれば、ぜひ気軽にピルを活用していただきたいと思います。

また、ピルを処方してもらえば定期的に産婦人科を受診することにもなるので、病気の早期発見などのメリットにもつながりますよ。

ピルで卵巣を守りましょう

先ほどお話ししたように誤解されやすいピルですが、「いつか妊娠したいと思っている方は飲んでおいたほうがよい」と、改めて強くおすすめします。

ここではピルの正しい知識と仕組み、メリットについてお話ししましょう。

ピルとは、ごく少量の女性ホルモンが配合されていることから本来「低用量ピル」と呼ばれる薬剤です。毎日1錠を決まった時間に服用することで、主に次のような効果が得られます。

・月経のタイミングをコントロールできる

毎日ピルを飲んでいると、月経周期が整います。そのため、服用する日にちを調整すれば、大切な予定に月経が重ならないようにコントロールすることができます。

・排卵を抑制して卵巣を守る

ピルに含まれる女性ホルモンの働きによって、服用中は排卵が起こりません。すると、避妊効果が得られるほか、卵巣を守ることもできます。

卵巣は、排卵の度に「卵巣上皮」という部分に傷を負い、そのダメージを修復するというサイクルを繰り返しています。そのサイクルを繰り返しているうちに、細胞内の遺伝子に遺伝子異常という傷が生じ、正常に修復できなくなることで異常細胞が増殖すると卵巣がんを発症すると考えられています。

しかし、ピルで排卵を抑制し、この傷ついては修復するというサイクルの回数を減らすことができれば、卵巣が受けるダメージはそれだけ軽減します。こうして卵巣が守られれば、卵子も守られます。

・子宮内膜症などを緩和する

ピルには、子宮内膜が厚くならないように増殖を抑える作用もあります。

月経やＰＭＳが軽くなるほか、子宮筋腫・子宮内膜症・子宮腺筋症の進行を予防したり症状軽減にもつながります。

もし妊娠したいと思ったら、ピルを飲むのをやめれば、遅くとも3か月以内にはきちんと排卵が戻ってきます。ピルによって排卵を抑えることで、妊娠したい年齢までに失われていたかもしれない卵子の数をある程度温存できるため、その時に体調が整っていればすぐに妊娠できる可能性があります。

先ほどお話しした澤穂希さんは、このピルの特性を活かして、現役で活躍されていた時は月経を自分でコントロールし、引退後にすぐ妊娠できたというわけです。

つまり、不妊治療に用いられる卵子凍結が「卵子の老化による質の低下を防ぐもの」だとしたら、ピルは「卵子の残存数を維持するもの」といえるでしょう。

また、2章でもお話しした「早発卵巣不全」の心配がある20～30代の方にも、ピルの服用は効果的です。

ここまで読むと、

「月経痛やPMSで困っているわけではないけど、これ以上卵巣にダメージを与えたくないし、卵子の数も温存しておきたい」

「自分の望む時期に排卵を起こし、すぐに妊娠・出産するために、今は卵巣を休ませたい」

という理由でピルを飲んでもいいのかな……と、気になってくるのではないでしょうか？

私は、ピルを服用してもいいと思います。興味があれば、婦人科医に相談してみましょう。


ただし、体調や持病によってはピルが使えない場合もあります。婦人科では処方の前に、ピルが使えるかどうかを判断するチェックシート記入や問診を行いますが、たとえば血栓症のリスクが高い方や、乳がんの方などは使えません。

また、処方してもらったものの、ピルの種類が自分の体に合わないということもあります。

そうした事情も含めて婦人科医はきちんと相談に乗ってくれますので、気になることがあれば、ぜひなんでも話してみてくださいね。

AMH検査で、自分の卵子の残りの数を調べられます

肌や髪といった見た目の部分の老化は明らかにわかりますが、卵巣がどのくらい老化しているのか＝卵子がどのくらい残っていて、今後どのくらい排卵できるのかは、自分で見ることができません。

それを正確に確かめるには、ブライダルチェックのところでもご紹介した「AMH検査」を受けてみるとよいでしょう。

AMHとは卵子が発育する過程で分泌されるホルモンで、「anti-Müllerian hormone(抗ミュラー管ホルモン)」の頭文字を取ってこう呼ばれています。

血液中のAMH値と、排卵の出番を待ちながら休眠している原始卵胞の数は比例すると考えられているため、AMH値を調べることで卵巣内に残っている卵子の数の目安がわかるのです。

［ AMH年齢別平均値 ］

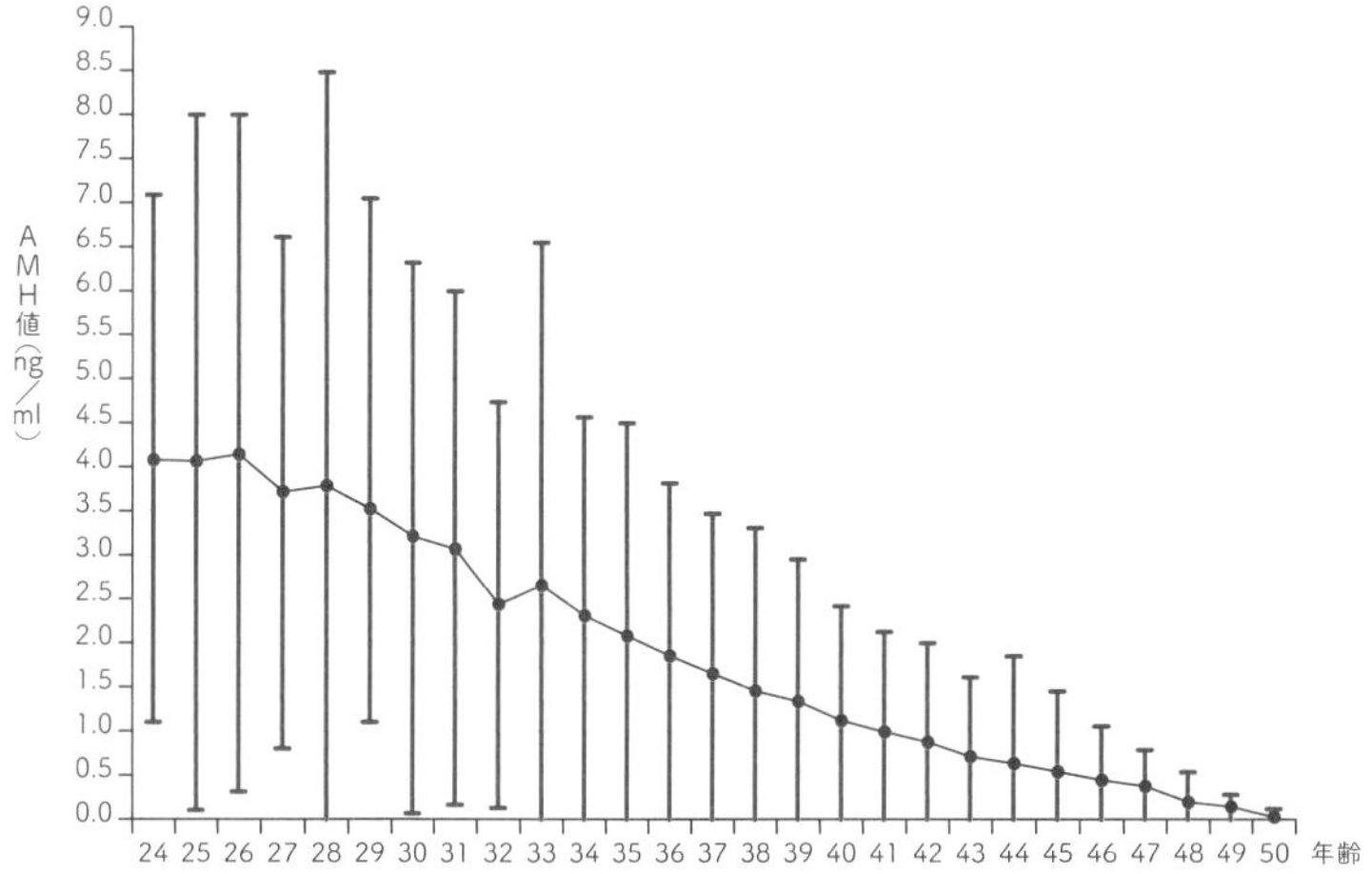

Selifer DB, Baker VL, Leader B: Age-specific serum anti-Müllerian hormone values for 17,120 women presenting to fertility centers within the United States. Fertil Steril 2011; 95 747-50.

このAMH値の平均値を年齢別に表したグラフを見ると、AMH値は加齢とともに減少していくのがわかります。つまり、AMH値が高ければ卵子の数は多く、卵巣年齢は若いということになります。

ただし、AMH検査でわかるのはあくまで「残っている卵子の数」であり、「卵子の質」ではないという点に注意してください。

妊娠のしやすさに関係しているのは、卵子の数ではなく質のほうです。つまり、AMH値が高い＝卵子の数が多いからといって、妊娠できる可能性が高いとは判断できないということになります。

逆に、ＡＭＨ値が低い＝卵子の数が少ない場合でも、質がよければ妊娠する可能性はあるということです。

また、ＡＭＨ値に信憑性が出てくるのは25歳からなので、それより若い方は検査をしてもあまり意味がありません。

ただ、若い方でＡＭＨ値が低い場合、その少ない卵子の質がよくなければ、妊娠力は高くないということになります。また、30代のうちに閉経してしまう「早発卵巣不全」を発症していることも考えられるので、産婦人科医と相談のうえ、早めに対策を行うことをおすすめします。

妊娠のリスクが高くなる持病は早めに治療しましょう

ブライダルチェックを目的に婦人科へ行った時、何より最初に問われることは「あなたの体は今、健康ですか？」ということです。

子どもを産むには、卵子の数や質以前に、まずその卵子の土壌ともいえる体が健康であることが最も大切だからです。

たとえば、糖尿病の女性が妊娠した場合、HbA1c（ヘモグロビンエーワンシー・血中の糖化ヘモグロビンの割合）の数値が高いと、赤ちゃんの奇形率も高くなってしまいます。また、血圧が高いので血圧の薬を飲んでいるという女性が妊娠したら、赤ちゃんに影響のない血圧の薬に変えなければなりません。つまり、今まで血圧をよい状態にコントロールできていた薬を手放さなければならないので、そのぶん母体に負担がかかることになります。

糖尿病と高血圧は、妊娠中に起こりやすい合併症としても知られていますが、妊娠前から糖尿病や高血圧の持病がある女性の妊娠も「合併症妊娠」といって、このようにハイリスクなものになってしまいます。妊娠によって体に大きな変化が起こると合併症にも影響するため、最悪の場合は母子の命にも関わりかねません。

ほかにもハイリスク妊娠になる持病には、脂質異常症、腎疾患、先天性心疾患、甲状腺の病気、精神に関する病気などが挙げられます。

これらの持病がある方は、婦人科ではなく、まずはその持病の主治医に、妊娠しても大丈夫かどうかを診断してもらう必要があります。そして、できるだけ体調を整えたうえで妊娠し、妊娠後に問題が発生しても対応できるよう、産婦人科医だけでなく、その持病の主治医にも連携してもらって妊娠をサポートしてもらわなければなりません。持病の状態によっては病院の選択肢が狭まり、総合病院など大きな病院でしか受け入れてもらえないということも出てきます。

このようなリスクを避けるためにも、治療して治る持病は今のうちに完治させましょう。なかなか治らない持病の場合は、主治医の協力のもと、自分の体調をできる限り整えることを今から始めておいてくださいね。

漢方薬のススメ

いつか産むためにいまからできることとしては、漢方薬もおすすめです。

漢方薬は、草や木など自然界にあるものを「生薬《しょうやく》」と呼んで原材料にし、長い歴史のなかで薬として確立させてきたものです。

一般的な薬のように特定の症状にすばやく効くというよりも、じんわりと体質改善を促してくれるという特徴があります。ですから、時間のある今のうちから将来の妊娠に向けてじっくり体を整えておくのに、漢方薬は適しています。

漢方薬には血流の改善が得意なものが多いので、冷えを取る、月経不順を改善する、排卵を促すなど、婦人科系の不調改善に役立つのです。

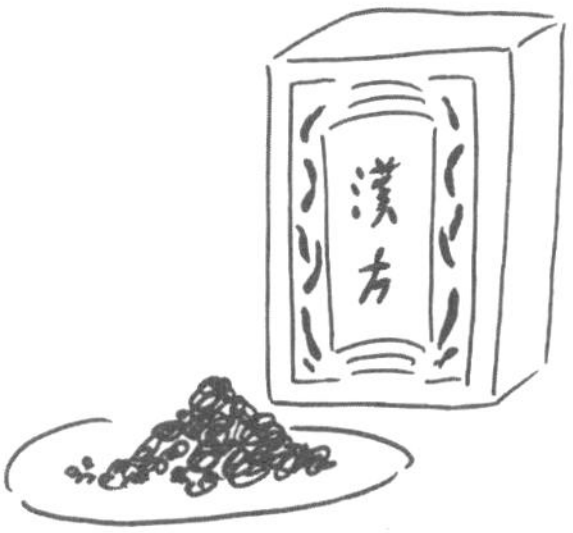

実際、不妊治療を始めた方のなかにも「不妊治療と一緒に漢方薬を使っていきた

い」という方は多くいらっしゃいますし、最近は婦人科にも漢方に詳しい先生が増えています。

たとえば私が勤めている病院では、冷え性の方や、排卵のリズムがまばらな方に対して、漢方薬を使って体質改善をしながら治療を行っています。

「いつか妊娠したいから、体質改善のために漢方薬を処方してほしい」ということでも婦人科医は相談に乗ってくれると思いますので、興味があればぜひ話してみてください。ドラッグストアや漢方薬局で購入するより、病院で処方してもらったほうがリーズナブルというメリットもありますよ。

◎ 婦人科に効く漢方薬

ここで、婦人科でよく処方される漢方薬をピックアップしてご紹介します。ほとんどが血行を促して冷えを改善する効果があるもので、いつか産みたい女性の体質改善にはどれもおすすめです。

・当帰芍薬散《トウキシャクヤクサン》

漢方の世界では「女性の三大処方」のひとつとされており、月経で何かトラブルがあれば「まずは当帰芍薬散から始めてみましょう」と言われるくらい、メジャーな漢方薬です。足腰など、特に下半身の冷え改善が得意です。

・温経湯《ウンケイトウ》

当帰芍薬散でも冷えが改善しない場合は、名前の通り「温める」という文字が入っているこちらを処方します。不妊治療中の方によく処方される漢方薬です。

・桂枝《ケイシ》茯苓《ブクリョウ》丸《ガン》

当帰芍薬散と並んで「女性の三大処方」のひとつに数えられる漢方薬です。骨盤内の血流をよくするので、子宮筋腫や子宮内膜症の方に処方します。

・芍薬甘草湯《シャクヤクカンゾウトウ》

筋肉の収縮に作用するので、月経痛の改善に即効性が期待できる漢方薬です。月経痛のある方には、普段は当帰芍薬散を服用して冷えの改善をしてもらい、月経中は芍薬甘草湯に切り替えるなどの使い方をおすすめすることもあります。

ちなみに、漢方薬には「月経痛を改善したくて飲み始めたけれど、ほかの不調まで一緒に改善した」ということも時々あります。

自分にピッタリ合う漢方薬に出会うまでは時間がかかることもあるので、気になるものをいろいろ試してみるのもおすすめですよ。

一方、漢方薬を飲んだことによって不正出血が続いたり、場合によっては肝機能が悪くなったりしてしまうこともあるので、婦人科での診断を定期的に受けながら服用することをおすすめします。

卵子凍結という選択肢もあります

ここ何年かで「卵子凍結」の話題をよく耳にするようになりました。

卵子凍結とは、卵巣から卵子を人工的に採取して、凍結保存しておく方法のことです。

自然の状態では、成熟した卵子は1か月に1～2個ほどしか排卵されません。その間にも、1日に30～40個の原始卵胞が消失していきます。こうして、放っておけば消失してしまう原始卵胞を「排卵誘発剤」というホルモン剤で目覚めさせ、成熟させたうえで、卵巣から採卵して凍結保存するのです。

1回の採卵で採取できる卵子は、数個から十数個程度です。

そもそも卵子凍結は、がんなどの治療によって生殖機能が低下するおそれがある方や、早発卵巣不全・子宮内膜症のように若くして卵巣機能が低下してしまう方が、あらかじめ卵子を保存しておくために行われてきました。

今すぐ妊娠できない状況にある場合も、卵子凍結を行うことを検討してもよいかもしれません。ただし、卵子凍結にもメリットとデメリットがあることを知っておきましょう。


まずメリットは、卵子の質が低下して数が減る前に、若く質のよい卵子を確保できること。

デメリットは、まだ新しい技術なので、凍結した卵子を解凍した時に妊娠成立までたどり着く可能性は不確実ということです。

そのうえ、費用は高額です。病院によってまちまちですが、目安は採卵費用（診察・各種検査・薬剤込み）20万円、凍結費用1個20万円、卵子の凍結保存 更新費用5万円ほどとなります。ほかに初診料、採卵までに必要な複数の検査費用、それに伴う結果説明費用も別途発生するようです（助成金については113ページをご覧ください）。

加えて、卵子を採取する「採卵」は私も不妊治療で経験していますが、多少の痛みも伴いますし簡単なものではありません。

［ 年齢別・卵子数別の、少なくとも1人の赤ちゃんを持てる確率 ］

年齢	10個	20個	30個	40個
28歳	80%	94%		
34歳	75%	91%	95%	
37歳	53%	75%	87%	92%
40歳	30%	52%	65%	76%
42歳	21%	36%	49%	60%
44歳	7%	15%	21%	26%

資料：R H Goldman, et al.Hum Reprod. 2017 Apr 1;32(4):853-859. doi: 10.1093/humrep/dex008.年齢・個数別に、少なくとも一人出産できる割合をSupplementary Table SIIより著者が抽出

そしてもうひとつ注意していただきたいのは、「凍結しておけば安心」というわけではないことです。

たとえば、35歳で卵子凍結し、40歳以降にその卵子を使って妊娠したとします。この場合、卵子は35歳の状態でも、本人の年齢は40歳以上になっているわけです。妊娠・出産は年齢が上がれば上がるほど女性の体に大きく負担がかかるため、お母さんにも赤ちゃんにも多くのリスクが伴うということになります。

また、赤ちゃんを得られる確率も年齢とともに下がります。36歳未満で妊娠する場合、20個の卵子があれば、75％の確

率で赤ちゃんを得ることができますが、40歳以上になると、同じ20個でも確率は52%まで減少します。しかも36歳以降は、採卵数が多くても出生率は高くなりません。

母体だけでなく、卵子も若ければ若いほどよいわけですから、1年でも若いうちに凍結し、なるべく早くそれを使って妊娠すること。さらに言うなら、卵子凍結をしてもしなくても1歳でも若いうちに妊娠・出産を計画してほしいというのが、産婦人科医としての意見です。

ちなみに、病院によっては卵子の有効性を考え、卵子凍結が行える年齢を「34歳まで」と区切っている場合や、40歳以上の採卵を推奨しないという場合もあるようです。

卵子凍結は、あくまで「自分が35歳以上で妊娠を望むかもしれない時の保険」のようなもの、と考えておいたほうがよいかもしれません。

卵子凍結の流れやかかる費用は？

ここからは、実際に卵子凍結を行う場合の具体的な流れや、かかる期間、費用などをご紹介しましょう。

◎　卵子凍結の具体的な流れ

①診察・検査

採卵前には、卵巣にどのくらい卵子があるか、卵巣の状態はどうかといったことを確認するため、血液検査・超音波検査・ＡＭＨ検査などを行います。

②排卵誘発

卵子を採取するため、採卵予定日までに最低3～4回ほど排卵誘発剤を注射します。注射は病院で打ってもらうほか、自己注射も可能です（通院の負担を減らせます）。

③ 採卵

採卵は、膣に超音波機器を入れて画像で確認しながら、卵巣内の卵胞に針を刺して行います。いくらか痛みを伴いますが、個人差があります。必要に応じて麻酔をします。

④ 卵子凍結・保管

採取した卵子は、専用の溶液に浸して超低温で凍結し、液体窒素タンク内で保管します。この保管方法によって、何十年も卵子の質をとどめておくことができます。

◎ 卵子凍結にかかる通院回数

初診から採卵までには3〜4回の通院が必要です。それとは別に、排卵誘発剤のための通院もあります（排卵誘発剤を自己注射する場合は、通院回数を減らせます）。

- 初診　1回
- 排卵誘発　最低3〜4回（個人差があります）
- 採卵　1回

・採卵後 1回

費用については、独身の方でも助成金を得られる可能性があります。近年は、少子化や晩婚化が進んでいる影響で、各自治体も卵子凍結の普及に力を入れ始めているためです。

たとえば東京都では、健康な独身女性の卵子凍結にかかる費用を、1人あたり30万円程度助成する方針としています（※最新の情報は病院や自治体ホームページなどでご確認ください）。

しかし、実際にかかる費用は病院によって30万〜50万円程度と幅があり、さらに凍結する卵子の数によっても金額は変わってきます。将来、赤ちゃんを得るために必要な凍結卵子の数は20代で20個以上、30代で30個以上といわれており、保管には年間3万〜5万円程度の費用が必要です。

そのため、助成金がもらえたとしても、凍結・維持の経済的負担はやはり大きいということになるでしょう。

知っておきたい、家族の病歴

がんや生活習慣病などの病気は遺伝との関わりが深いため、家族の病歴が自分の健康に影響することがあります。自分の家系にはどういう病歴の人がいるか、今のうちに把握しておくとよいでしょう。

家系に多い病気は自分が発症するかもしれないというだけでなく、これから授かる予定の赤ちゃんの将来にもつながっていくからです。

でも、事前に把握していれば自分の体を守れるほか、子どもがある程度大人になってきた時にも、

「お母さんは高血圧の家系だから、あなたも食事に気をつけなさい」
「お父さんはがんが多い家系だから、検診はまめに受けなさい」

という風に子どもに伝えてあげられます。すると子どもは、自然と生活習慣に気

をつけるようになったり、定期的に健康診断を受けて、何かあっても早期発見できたりするようになるでしょう。

つまり、家族の病歴を知ることは、自分や子どものライフプランのひとつともいえるのです。

パートナーが今いらっしゃるなら、お互いの家系の病歴のほか、お互いの今の健康状態、家族の今の健康状態についても、きちんと報告し合うことをおすすめします。

がん家系の方と結婚すると、自分の子どもにもがんのリスクが出てきます。だから結婚をやめるかといったらやめない方のほうが多いかと思いますが、早いうちから心構えはできるでしょう。

また、家族に肥満が多ければ「今はスリムだけど、生活習慣病に気をつけてあげなければ」など、前もってパートナー同士で予防もできます。

人生には、思いがけないことが起こるもの。

だからこそ、結婚や妊娠をする前から病気のリスクを予測してシミュレーションをしておくことは、大きな備えとなるでしょう。

COLUMN

ピルで卵巣を守り、38歳で出産に至ったエピソードを澤穂希さんに聞きました

◎ 婦人科に抵抗があった10〜20代の頃

結婚や妊娠については、10代の頃から漠然と考えてはいました。「何歳までに結婚して、何歳までに出産する！」と具体的に決めるほどではなくとも、「いつかは結婚したい」そして「いつかは子どもがほしい」という思いは、ずっと持っていたんです。

ただ、月経不順や月経痛などのトラブルもなかったので、婦人科のクリニックに行ったことはありませんでした。ところが、アメリカの女子サッカーリーグでプレイしていた20代前半の頃、経験したことのない腹痛に襲われて、アメリカのトレーナーに婦人科の受診をすすめられました。

でも、当時の私には「恥ずかしい」という気持ちがあったのと、医療用語を含む

英会話はハードルが高いので、すぐには行けずにいたところ、トレーナーにすごく怒られてしまいました。アメリカでは、10代のうちから婦人科へ通うほど、女性が自分の体を気遣うことへの意識が高いからです。

結局、日本に帰国した時に母親に同伴してもらってようやく婦人科へ行ったのですが、この経験のおかげで、自分の体に向き合うことの大切さを理解できました。

たとえば、基礎体温をつけると月経を予測して準備ができますし、ケガに備えることもできます。排卵日は女性ホルモンの影響で靭帯がゆるみやすいので、自分の体のリズムを知っていれば自分を守ることができるのです。

◎将来の妊娠・出産を考えて、ピルを服用

アメリカ時代のチームメイトの多くはピルを服用していましたが、私自身も20代後半からピルを使い始めました。

使い始めた理由のひとつは、体調のコントロールのためです。「月経不順の人や月経が重い人はピルを飲むと楽になる」「子宮内膜症の予防だけでなく、子宮筋腫が大きくならないようにコントロールもできる」といいますし、大事な大会やプラ

イベートの旅行などに合わせて月経を調整できるのは、大きなメリットでした。

そしてもうひとつの理由は、将来の妊娠・出産のために、「いつか子どもを産みたいなら、卵巣を守るためにピルを飲んで排卵させないようにするといい」というお話を医師から聞いたからです。その後、36歳で結婚したのですが、「ピルの服用をやめて最初の3か月は妊娠しやすい」と医師に言われていた通り、37歳で現役引退後、ほどなく妊娠し、38歳で長女を出産することができました。

キャリアをずっと優先してきてこの年齢で自然妊娠できたのは、ピルで月経をコントロールしてきたおかげだと思っています。

◎「いつか」のために、自分の体を今知ろう

今は「結婚しない」と思っていても、10年後には「結婚したい」と思うかもしれません。また「結婚したらすぐに妊娠できる」と思う方も多いようですが、実際はそうとは限りません。ですから、本当に望んだ時に妊娠できるようにするには、早いうちから自分の体を知って、対処することが大切だと思います。

少しでも気になることがあったら、婦人科へ行ってください。

私もいつもそうしていますが、わからないことは何でも先生に聞いていいと思います。それで何もなければ安心できますし、もし何か見つかっても早期に治療できますよね。

また、かつての私のように「恥ずかしい」という気持ちがある方もいるかもしれませんが、大切な将来に比べたら、それはほんの一瞬のことです。

自覚症状というものは他人にはわからないので、自分の体の変化に気づけるのは自分だけです。自分の体は、自分で守らなければならないものですから、ひとりでも多くの女性に、婦人科を受診する大切さを知ってもらえたらいいなと思います。

澤《さわ》穂《ほ》希《まれ》

1978年、東京都生まれ。15歳で日本代表に初招集。FIFA女子ワールドカップに6度出場。2011年のドイツ大会では、キャプテンとしてチームの初優勝に貢献し、大会MVPと得点王を獲得。同年度の「FIFA女子年間最優秀選手」を受賞。オリンピックには4度出場し、2012年ロンドン大会で銀メダル。日本代表での通算205試合出場と83得点は、歴代1位の記録（2023年9月12日現在）。2015年8月に結婚し、同年12月に現役を引退。2017年1月に第1子を出産。

COLUMN

産みたいのか、育てたいのか。里親も選択肢になります

45歳を過ぎて「妊娠したいんです」と、私の勤める病院へ相談に来る方が時おりいらっしゃいます。

産婦人科医としては「できることはしますが、年齢的に厳しいところはあると思います」ということをお伝えしたうえで、「赤ちゃんを産みたいのか、赤ちゃんを育てたいのかということを、ご夫婦の間できちんと話し合ってみてください。育てたいと思っているのであれば、里親という選択肢もありますがいかがですか?」と、お声がけしています。

里親制度は、日本においてもだいぶ拡充されてきています。

里親になるには、児童相談所主催の研修を受講したり、家庭訪問を受けたりして、お住まいの都道府県から里親として認定してもらうことが必要です。

里親の形には何種類かあり、

・婚姻関係を結んでいる夫婦が特別養子縁組をする里親（養子縁組里親）
・子どもを一時的にお預かりして一緒に住む里親（養育里親）
・障害など、特別なケアが必要な子どもをお預かりする里親（専門里親）
・子どもの両親が亡くなったり、病気で育てられなかったりする場合に、子どもの3親等までの親族がなれる里親（親族里親）

など、いろいろな迎え入れ方があります。

子どもの委託は、里親の希望も考慮したうえで児童相談所が主体となって決定します。特別養子縁組をする里親であれば、自分の家の子どもとして法的に認められるまでには半年以上かかります。また、特別養子縁組は児童相談所のほかに、民間のあっせん機関を介することもできます。

「産みたいのか、育てたいのか」ということを考えた時に「育てたい」という結論が出た場合は、厚生労働省が里親制度の広報啓発事業として開設したホームページがありますので、参考までにご覧になってみてください。

［広げよう里親の輪］
https://globe.asahi.com/globe/extra/satooyanowa/

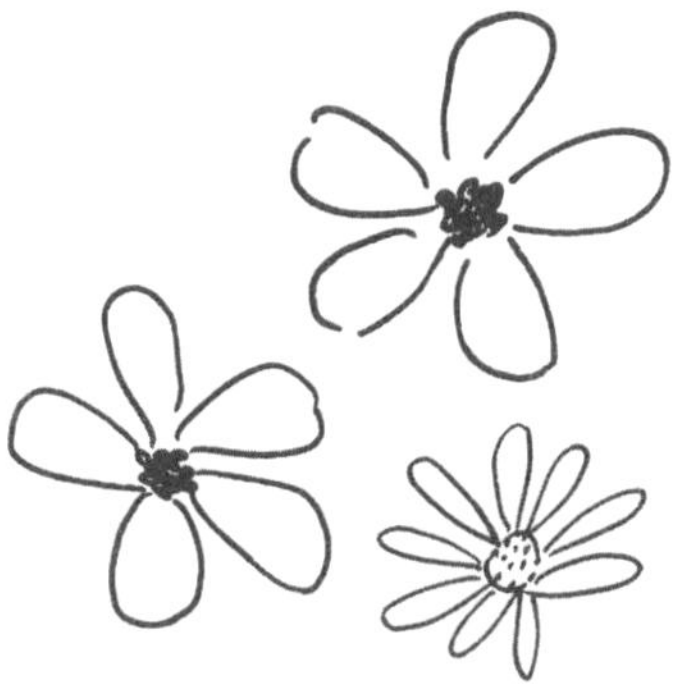

第4章

卵子を守る生活習慣

「よい睡眠」を確保することが、「いつでも妊娠できる体」の第一歩

「どうして、今ほど栄養状態がよくなかった昔の人はたくさん子どもを産めて、食材もサプリメントも豊富な今の人は産みにくいんだろうね」

と、姉と話していた時のことです。

私の姉は医者ではありませんが、こんなことを言いました。

「今の女の人は、目と頭の使いすぎなんだよ」

この言葉を聞いた私は「なるほどね！」と思いました。

もちろん、昔の女性も着物を縫うような針仕事や細かい作業はしていたと思いますが、テレビやパソコン、スマートフォンが普及した現代ほど、目や脳を酷使することは多くなかったのではないでしょうか。

また、知り合いの整体の先生から「目と脳の疲労は女性の不妊とつながっている」と伺ったこともあります。

「じゃあ、目や脳を休めるためにできるケアは何？」というと、やはり一番簡単なのは「睡眠」です。ちょっとしたストレスなら、眠っただけでリセットできます。

アメリカで行われた研究によると、睡眠は妊娠のしやすさにも関係があるといいます。妊娠を考えている21歳から45歳の女性を対象に1年かけて調査したところ、睡眠障害を持つ女性は妊娠力が低くなり、睡眠時間が短い場合も妊娠力がいくらか下がるという結果が出たのだそうです。睡眠にこだわることは、卵巣機能や卵子の質の低下を防ぐことにもつながるわけですね。

また、徹夜はもちろんNGです。

徹夜＝睡眠不足という状態は、自律神経のバランスを乱します。自律神経が乱れると、自律神経に支配されている血管や内臓（子宮や卵巣も含まれます）の働きが悪くなり、ホルモン分泌にも影響が出ます。さらに、睡眠不足は体内老化の原因のひとつである慢性炎症（66ページ）にもつながるのです。

ですから、忙しく働いている女性ほど、まず睡眠をしっかり確保してほしいと思います。

よい睡眠のポイントは、「時間」と「質」です。

まず、健康を維持するための理想的な睡眠時間は、10代で8・5時間、20〜30代で7時間、40〜50代で6・5時間、60代で6時間とされていますが、卵巣機能の低下を防ぎ、いつでも妊娠できる体を目指すなら、毎日7〜9時間くらい睡眠時間がとれていればよいと思います。そして、質のよい睡眠とは「寝付きがよく、ぐっすり眠れて、すっきり起きられる」ことです。

寝付いてからの約1〜2時間後のノンレム睡眠という深い睡眠状態の時に、心身の疲れやストレス回復、組織の修復を促す「成長ホルモン」が分泌されるので、睡眠の質がよくないと体のメンテナンスやストレスケアにも影響します。

睡眠の質がよくないと感じる場合は、次のような睡眠の質を上げる習慣を実践してみましょう。

・規則正しい生活を送る

質のよい睡眠は、規則正しい生活からもたらされます。体内時計が整うので、就寝時間になると自然に眠くなり、スムーズに入眠できるからです。特に、食事の時間を規則正しくするのが効果的ですよ。

・日中にしっかり活動する

日中、活動的に動いておけば、夜には自然に眠れるようになります。日中に活動するためには、朝食をしっかり食べてエネルギーチャージしましょう。また、朝食は毎朝同じ時間に食べることで体内時計が整います。

・眠る直前の食事は控える

眠る直前に食事をとると、胃腸の消化活動が盛んになりすぎて睡眠を妨げてしまいます。夕食は眠る3時間前までには済ませておき、夜中の夜食も控えましょう。どうしても夕食が遅くなってしまう場合は、なるべく消化のよいものを選んでくださいね。

・カフェインのとりすぎに注意する

コーヒー、緑茶、チョコレートなどに含まれるカフェインには、覚醒作用があります。就寝の5〜6時間前には控えるほか、日中もとりすぎないように気をつけましょう。

・寝酒をしない

眠る前にお酒を飲む、いわゆる寝酒は逆効果。寝付きがよくなる気がしますが、アルコールは眠りを浅くして、睡眠の質を下げてしまうためです。眠る前に飲むなら、カモミールティーやルイボスティーなどノンカフェインの飲み物がおすすめですよ。

妊娠できる体のために取り組みたいことはいろいろありますが、最も優先したいのは睡眠です。質のよい睡眠は、卵巣の健康だけでなく生活全体の基礎でもあります。

私もそうですが、睡眠不足だと何ごともやる気がなくなってしまいますよね。でも、しっかり睡眠がとれていれば、いつでも産める体づくりにも「次はあれをやってみようかな」と、前向きになれるものです。

ですから、まずは睡眠を整えて活力をしっかり養い、それからほかの章の食習慣の改善策に取り組んでくださいね。

食べ物から直接とれます！
「よい眠り」に効く睡眠ホルモン「メラトニン」

夜になると眠くなるのは、どうしてか知っていますか？　その理由は、人間の脳内で「睡眠薬」が作り出されるためです。

日中、目の網膜に太陽光が当たっている間は、脳内の睡眠薬工場はお休みしています。しかし、お日様が沈んで太陽光を感じられなくなると、睡眠薬工場は操業を開始し、「メラトニン」という睡眠ホルモンを作り出すのです。このメラトニンこそ、天然の睡眠薬というわけです。

メラトニンを作り出すには、メラトニンの材料となる「セロトニン」の分泌が必要です。しかし、何らかの理由でセロトニンがスムーズに分泌されないと、メラトニンも減少して睡眠障害を起こしてしまうことがあります。

そこで、よく眠れていないと感じる場合は、食べ物からメラトニンをとってみましょう。

「メラトニンは脳内物質なのに、食べ物からとれるの？」と不思議に思われるかもしれませんが、メラトニンが含まれる貴重な食材があるのです。

・ケール

青汁の原料としてよく知られる野菜です。アメリカでは、不眠症のサプリメントの原料にもなっています。栄養価、栄養バランスに優れており、抗酸化物質のポリフェノールも含まれています。

・カイワレ大根

サラダや薬味のほか、お弁当の隙間を埋めるのにも便利な食材です。生で食べた時に感じるピリッとした辛味は、植物由来のファイトケミカル（201ページ）なので、抗酸化作用も期待できます。

・**米**

含有量はケールには及びませんが、お米にもメラトニンが含まれています。炭水化物抜きダイエットをしている方はご飯を抜きがちですが、睡眠の質が下がってしまうことがあるので要注意。

・**麦**

食物繊維が豊富で、便秘予防にも役立つ麦。普段のご飯に丸麦や押し麦（どちらも麦を加工したもの）を混ぜて炊けば、メラトニンパワーがアップしますよ。

やっぱり気をつけてほしい、タバコとお酒

この章では、卵巣機能を上げるための生活習慣をいろいろご紹介していきますが、改めたい生活習慣についても先にお伝えしておきましょう。

まず、すぐにやめたほうがよいのはタバコです。

タバコは、女性ホルモンのうちエストロゲンの作用を妨げることがわかっています。すると、月経不順や重い月経痛などの「月経困難症」が起きる、卵巣機能が低下して妊娠しにくくなる、といったことにつながります。

「女性の喫煙は不妊の割合を60%増加させる」というアメリカ生殖医学会の報告もあるほか、タバコに含まれるニコチンは寝付きを悪くさせ、質のよい睡眠の妨げにもなります。まさに「タバコは百害あって一利なし」なのです。

ちなみに、受動喫煙でも自分が喫煙するのと同じリスクがありますので、パート

ナーの禁煙はもちろん、喫煙環境にいる場合も気をつけてください。妊娠中も、喫煙は流産のリスクを高めるため、妊娠したら禁煙をすすめられることが一般的です。急に禁煙、と言われてもなかなかできない方が多いように感じます。今から少しずつ頑張ってみてはいかがでしょうか？

2つ目に気をつけたいのは、お酒です。

ただし、アルコールはタバコのように「絶対ダメ」というわけではありません。「酒は百薬の長」という言葉もあるように、適量であればストレス解消になります。しかし、飲みすぎれば睡眠の質を下げたり、健康を害したりする原因になりますから「ほどほどの量」にとどめておきましょう。

毎日の家飲みや深酒が習慣づいてしまっている場合は、今から控えることを意識してくださいね。

「妊娠できる体」にしておくための運動習慣

いずれ妊娠を希望する方にとっては、運動も大切な習慣です。

体を動かすことはよい睡眠につながりますし、ストレスの解消にもなります。また、血流の改善、冷えの緩和など、卵巣機能の向上にも効果的です。

「週に１５０分以上、もしくは1回30分以上×週3回以上」を目安に、ぜひ運動を習慣づけましょう。

ポイントは、頑張りすぎないこと。フルマラソンのようにハードな運動、息が上がるほど激しい運動は活性酸素を発生させて、卵巣を含む体内の老化を招いてしまうおそれがあります。

また、無理をするとストレス解消のはずが逆にストレスになってしまうこともあるので、楽しんで続けられるレベルの運動を選びましょう。

近所を散歩する、家で動画を見ながらエクササイズするなどお好みの運動で構いませんが、なかでも女性におすすめなのは下半身にアプローチするもの。

下半身には「股関節」と「骨盤底筋」という、女性にとって積極的にケアしたい部分があるからです。


まず股関節は、骨盤と脚をつないでいる大きな関節です。歩く機会が少なく、長時間座っていることが多い現代人は、この股関節周りの筋肉が固まりがち。固まるとリンパが詰まって老廃物が溜まりやすくなるほか、女性は骨盤内の血流も滞って卵巣の働きが低下してしまいます。

さらに、股関節の可動域が狭まるので、スムーズに動けず疲れやすくなったり、姿勢をキープしにくくなったりという影響も出てきます。「股関節が硬いと全身が老化する」といわれるのは、こうした理由からなのです。

また、股関節周りの柔軟性は安産にも関わっています。特に、股関節を開く時に連動して動く、お尻や太もも周りの筋肉が柔らかく保たれていてこそ、分娩台の上で脚がしっかり開くようになります。

35歳をすぎてからの高齢出産は、そもそもハイリスクです。難産になれば産後の回復も遅くなってしまうため、今から安産のための準備をしておくと安心でしょう。

次に骨盤底筋とは、骨盤の最下部にある筋肉のことをいいます。子宮や卵巣、腸や膀胱など、骨盤の内側にある内臓をハンモックのように支えている、とても大切な筋肉です。

女性の場合は出産でダメージを受けやすい筋肉なのですが、出産経験のない女性や若く健康な女性でも、骨盤底筋がゆるんでいる方は多く見られます。その主な原因は、運動不足や筋力不足です。

骨盤底筋がゆるんでいると、下腹がぽっこり出てくる、姿勢が悪くなるといった見た目の影響のほか、月経不順や月経痛、不妊症を引き起こしてしまうこともあります。また、出産後の尿漏れや、膣から子宮が出てくる子宮脱につながるリスクもあるので、35歳以上で今後妊娠を望む方は、今のうちから積極的に鍛えておきましょう。

ここで、毎日簡単にできる股関節と骨盤底筋のワークをご紹介します。

・寝たままできる股関節ストレッチ

股関節周りの筋肉をほぐすストレッチです。寝たままできるので、就寝前に深く呼吸しながら行うと、リラックス効果も得られて一石二鳥ですよ。

・骨盤底筋を鍛えるヨガポーズ（ヒップリフト）

骨盤底筋を鍛えるのに効果的なヨガのポーズです。

骨盤底筋は、おしっこを止めるようにお尻の穴にキュッと力を入れると、締まる感覚がある部分です。とても小さくて薄い筋肉なので、直接的に鍛えるのは難しいのですが、骨盤底筋につながっている大きな筋肉を使うことでしっかり鍛えられます。朝、目覚めた時に布団の中で行うのもおすすめですよ。

股関節ストレッチ

1

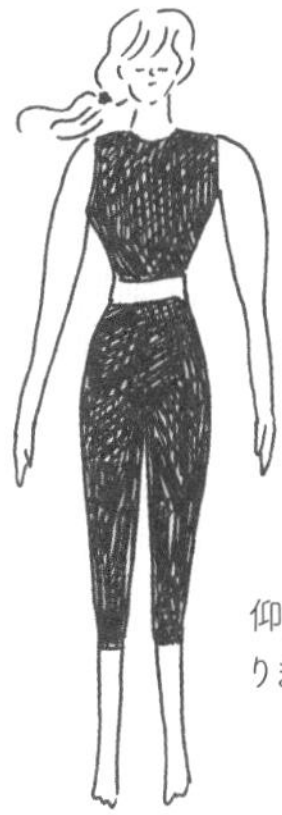

仰向けに寝転がります

2

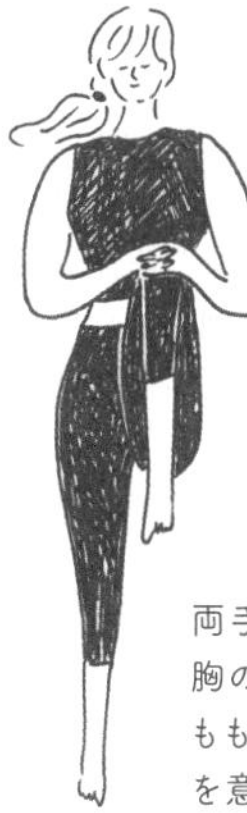

両手で左膝を持って胸の前で抱えます。太ももの裏が伸びるのを意識しましょう

3

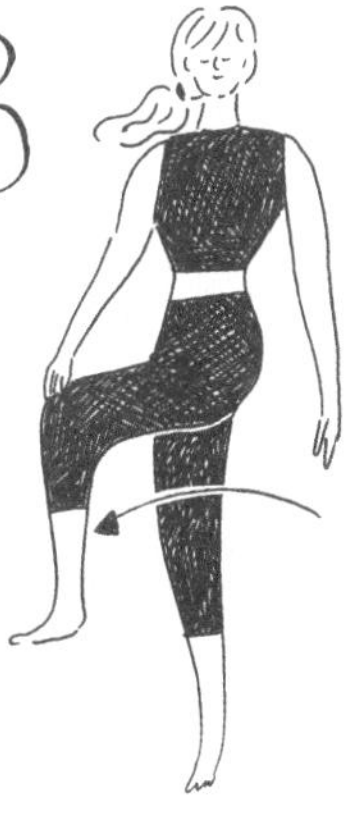

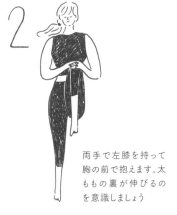

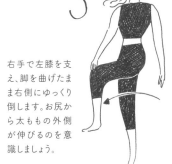

右手で左膝を支え、脚を曲げたまま右側にゆっくり倒します。お尻から太ももの外側が伸びるのを意識しましょう。

4

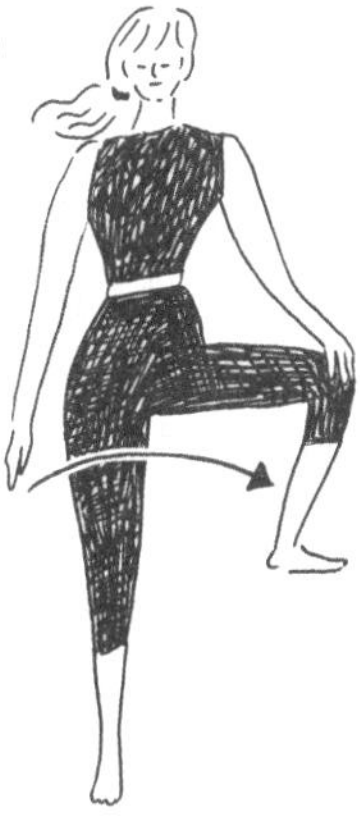

左手で左膝を支え、反対の床に向かって脚をゆっくり倒します。太ももの内側が伸びるのを意識しましょう。脚を入れ替えて反対側も1から行いましょう。

ヨガポーズ

1

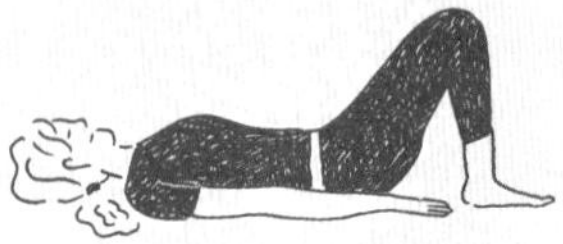

仰向けになって膝を立てます。腕は体の外側に置き、手の中指のところにかかとを合わせ、体のほうへ近づけます。

2

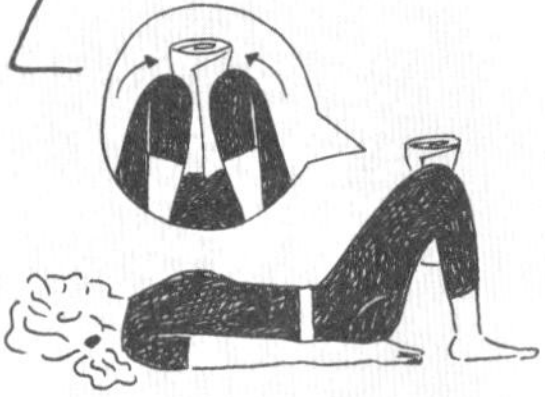

お尻の幅よりも少し広く脚を広げて、両方の膝の間にタオルを挟みます。

3

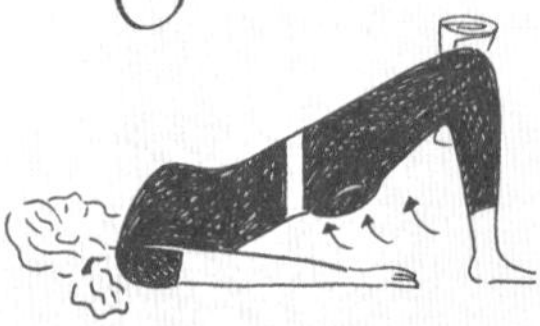

両方の膝を合わせたまま、キュッとお尻に力を入れて持ち上げます。ポイントは、肩、膝、腰がまっすぐ一直線になるように意識すること。肩は床につけたまま、お尻から背骨にかけてゆっくりと持ち上げていき、内ももに自然と力が入るのを感じましょう。

4

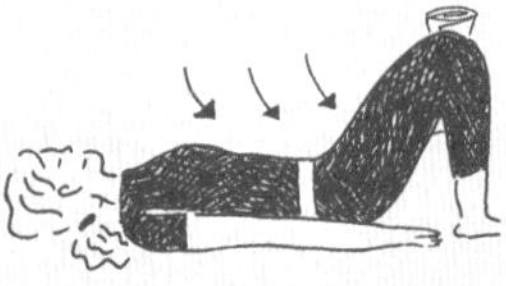

戻すときは、背骨を一つひとつ感じながら、お尻にかけてゆっくりと下ろしていきます。

妊娠中も適度な運動が必要なことは、すでにご存じの通りです。出産には筋肉が必要ですし、体を鍛えておくと産後の疲労回復も早くなります。

ただし、妊娠してから新しい運動を始めるのは危険です。運動量も、妊娠前の7割程度に抑える必要があります。

こうした事情を踏まえると、時間のある今のうちに運動の習慣をつけておくのがベストでしょう。日頃の健康と、いつかの妊娠のために役立ちますよ。

なかなか改善しない、しつこい冷え対策

冷え撃退のためには、やはりシャワーよりお風呂が有効です。

40度くらいのお湯に肩まで浸かり（息苦しくなってしまう場合は半身浴でも構いません）、10～15分ほど温まると、血行がよくなって全身に血液が行き渡ります。

また、湯船に浸かって深部体温（体の中心部の体温）を上昇させると、1時間半ほどでゆっくり下がってきて眠りやすい状態を作り出せます。ですから、就寝する1時間半くらい前に湯船に浸かることは、安眠にも効果的です。

ところが「ちゃんと湯船に浸かっているのに足先まで温まらない」「足先が冷えて眠りにくい」というほど冷えがしつこい場合は、「冷えの左右差」があるせいかもしれません。

たとえば骨盤が歪んでいると、血の巡りに左右差が生まれてしまい、巡りがよくないほうの足先がなかなか温まらないということがあります。

私たちの体は、生まれた瞬間は左右のバランスが整っていますが、歳を重ねるうちにそのバランスが乱れてくるものです。長い期間、自分の体が積み重ねてきたそういう負担に気づいてあげることが、体の機能を高めるための第一歩になるのです。

冷えの左右差を解消するには、入浴に加えて「足湯」がおすすめです。時間に余裕がある時や、テレビを観るついでなどに行ってみましょう。

足湯用の桶や洗面器に、湯船より2～3度熱めのお湯を張ります。くるぶしまで浸かるくらいの高さになったら、両足を入れて8分温めましょう。

8分後、両足を出して色を比べてみます。赤くなっていないほうの足は温まりきれていないので、そちらの足だけもう一度温めます。差し湯をして湯温を整えてから、さらに3分温めましょう。温まっているほうの足は濡れたままだと冷えてしまうので、よく水気を拭いて乾かしておいてくださいね。

また、湯船に浸かる時間がなく、シャワーで入浴を済ませる日は仙骨にシャワーを当てると、効率的に体を温めることができます。

仙骨はお尻の割れ目よりも少し上にある部分で、下半身につながる太い血管が通っています。この仙骨を中心に温めると、骨盤内と下半身全体の血行が促され、足先までポカポカになりますよ。

シャワーの温度を42度（少し熱いと感じる程度）に設定し、仙骨に当ててしっかり温めたら、ちょうどよいと感じる程度の湯温に下げて、次は下腹部にシャワーを当てて温めます。さらに、首筋から肩にかけてもシャワーを当てて温めましょう。

「体の中で左右対称にあるものは、骨盤と関係している」といわれます。ですから、両方の肩甲骨周りの血行を促すと、骨盤内の血流も改善されるのです。肩こりがひどい方も、念入りに当ててくださいね。

シャワーのあとは、湯冷めしないようにタオルで水分をよく拭き取り、すぐにパジャマを着ましょう。

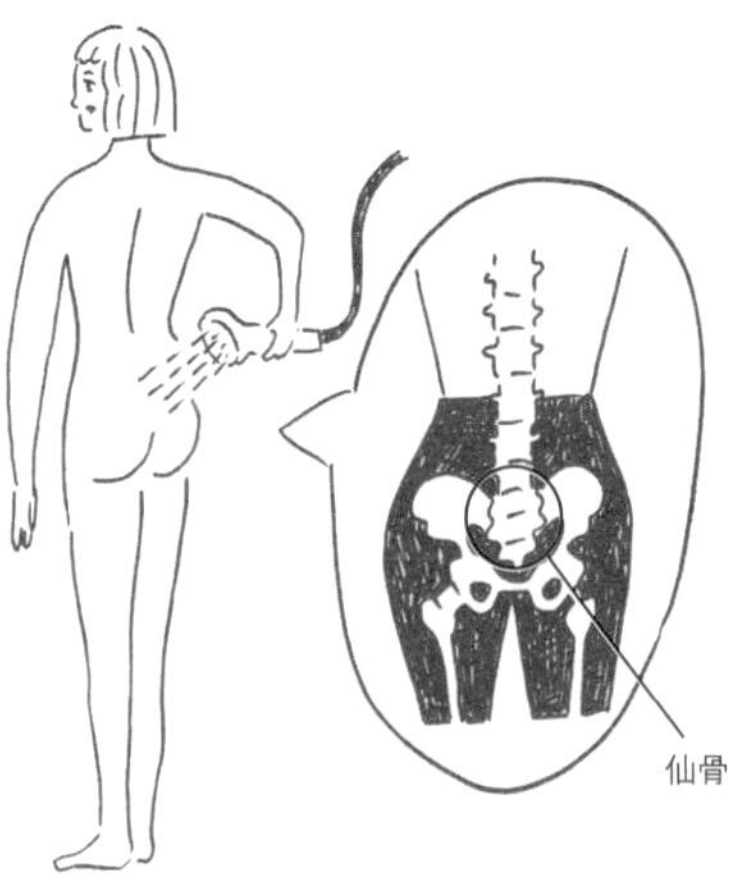

ツボを刺激して冷え対策

先ほどもお話しした通り、冷えを改善する基本は毎日のお風呂です。

加えて、冷えを改善する「腎《じん》」のツボの刺激も、気になった時に行ってみるとよいでしょう。

東洋医学では「五臓」といって、人間の体を5つに分類しています。そのうちのひとつである「腎」には幅広い働きがあり、新陳代謝にも大きく関わっているので、「腎」に関係するツボを刺激すると全身がポカポカに温まります。また、「腎」には子宮・卵巣などの生殖器も含まれるので、卵巣機能の活性化も期待できるのです。

「腎」のパワーを引き出すツボのなかでも、最もメジャーなのは「腎兪《じんゆ》」です。

腰を左右両方からつかんだ時、親指の先が自然に当たる位置にあります。背骨の両脇に、ちょっと凹んだ場所があるのがわかるでしょうか？

この腎兪には、疲労回復や健康増進効果もあるので、デスクワークで疲れた時などに指圧するとリフレッシュ効果も得られますよ。

◎卵巣機能を活性化させる「腎兪マッサージ」

入浴中や入浴後、また就寝前のリラックスタイムにおすすめのマッサージです。全身が温まるので、熟睡にも効果あり。マッサージの代わりに、腎兪をカイロで温めるのもよいでしょう。

①腰を左右両方からつかんで、腎兪に親指を置きます。
②ゆっくり息を吐きながら、親指にグーッと力を入れていきます。
③親指の力をゆるめながら、息を吸います。②〜③を何回か繰り返します。

また、足裏やふくらはぎにも「腎」に作用するツボが多いので、入浴中に足裏からふくらはぎにかけてマッサージをす

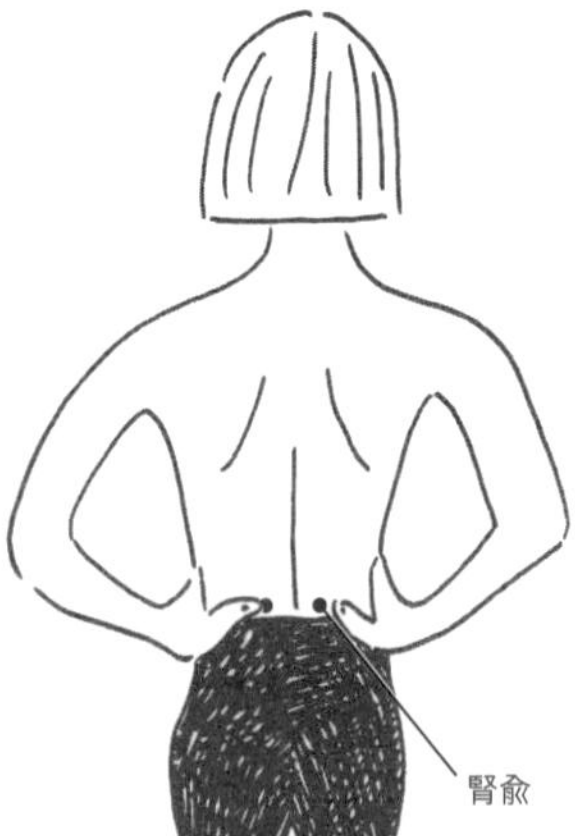

るのもおすすめです。

◎冷え取り足指ストレッチ「グー、チョキ、パー」

足の指を左右・前後に開くストレッチをすると、血行がよくなって冷えが改善します。特に足先が冷えて眠れない時に、布団の中で横になったままできるストレッチです。足の指は普段動かすことが少ないので、ちゃんと動かせるようになるには時間がかかるかもしれませんが、ゆっくり行ってみてくださいね。

①靴下を脱いではだしになり、足の指を動かしやすい状態にします。
②足の指を動かし、グー、チョキ、パーの形に動かします。これを10回繰り返しましょう。

グー

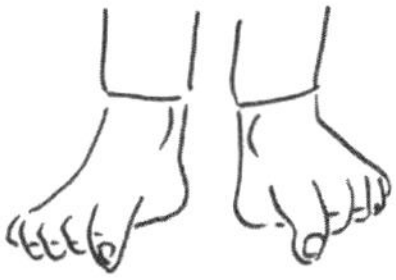

チョキ

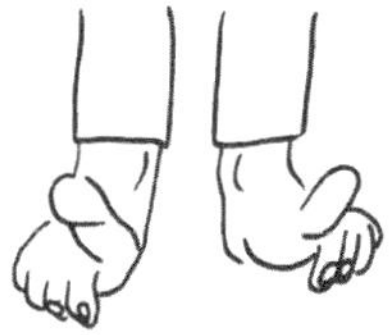

パー

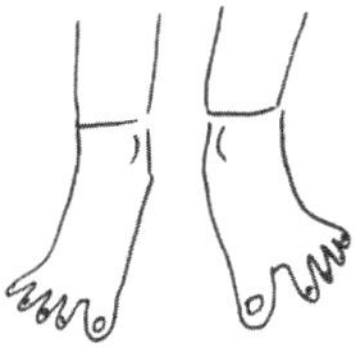

セルフお灸のススメ

冷えにお悩みの方は、妊活中に鍼《はり》や整体に通うことが多いようです。

鍼や整体には、骨盤内の血流を促す施術があり、冷えを改善して卵巣機能を回復させる効果があるためです。私自身も妊活中には、腰や仙骨のあたりに鍼を打ったり、電気を流す治療を受けたりしていました。「いずれ妊娠できれば」と考えている方にとっても、鍼や整体は今からできる取り組みとして有効でしょう。

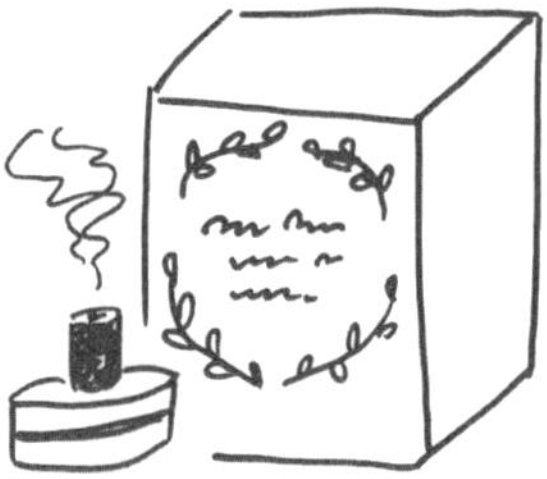

ほかに、穴の開いた椅子からヨモギの蒸気を吸収することで、腸や子宮を直接温められるという「ヨモギ蒸し」や、体を深部から温める効果があるとされる「酵素温浴」も人気ですが、自宅で簡単にできる冷え取り法としておすすめしたいのは「セ

ルフお灸」です。

セルフお灸とは、文字通り自分でお灸をすること。ツボを熱することで、冷えの解消や体調の改善につながります。

鍼の場合は、ツボを正確に狙う必要があるので鍼師さんにお願いしなければなりませんが、お灸の場合は大まかな場所が合っていれば大丈夫なので、セルフでもできるのです。

お灸というと「怖い」「熱そう」というイメージがあるかもしれませんが、今の市販のお灸は安全に楽しく使えるようにできています。やけどをするほど熱くもならず、ツボに貼り付けたらモクモクと煙が出てすぐに消えるので、閉め切った室内でも安心です。

最近は若い方に向けた商品も増えていて、よい香りのものや、パッケージがおしゃれなものなどもありますから、お好みのものを探して楽しんでみてくださいね。

◎月経痛にも効果的！卵巣や子宮に関わるセルフお灸におすすめのツボ

冷えの解消に加えて女性の体に嬉しい効果もある、セルフお灸におすすめのツボをご紹介します。

お灸したあたりがじんわり温まって「効いている」と感じられたら1回で終えて構いませんが、もの足りなければ2〜3回繰り返してみましょう。

セルフお灸をするタイミングは、基本的にはいつでも構いません。ただし食後すぐは、血流が全身に分散してしまい胃腸の働きに影響が出るので避けてください。ほか、入浴の前後、飲酒後、発熱時も同様です。

・**足三里**《あしさんり》……疲労回復効果で卵巣の疲れもリセット

膝のお皿のすぐ下から指4本分、すねの骨の外側のくぼんだ所にある万病に効くといわれる万能ツボです。下半身の血行をよくするので、骨盤内の血流を循環させて、月経の周期も安定させます。

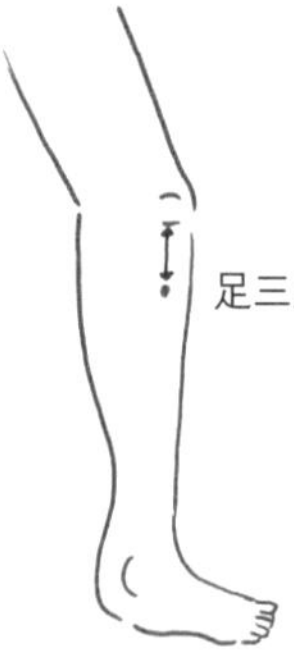

・**血海**《けっかい》……婦人科系疾患の名穴

膝のお皿のすぐ上、内側の角から指幅3本分上がった所にある血行やホルモンに関わるツボです。貧血予防のほか、子宮や卵巣の血行改善にも効果があります。

・**三陰交**《さんいんこう》……安眠も約束する婦人科系の万能ツボ

足の内くるぶしの中心から、指幅4本分上がった所にあるホルモンのバランスを整えるツボ。月経不順や月経痛をはじめとした婦人科系の不調全般に効くほか、安眠も促してくれます。

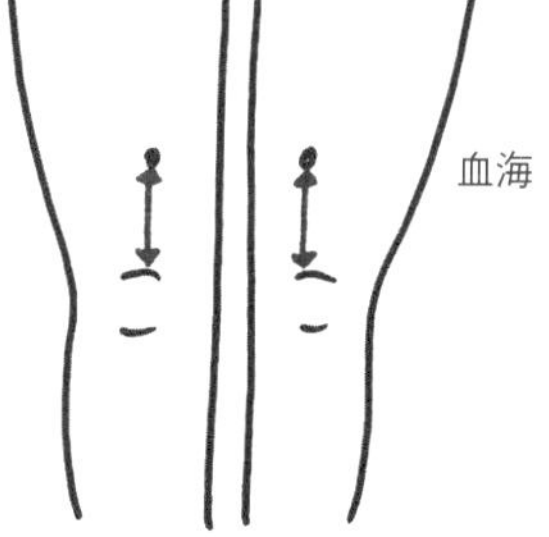

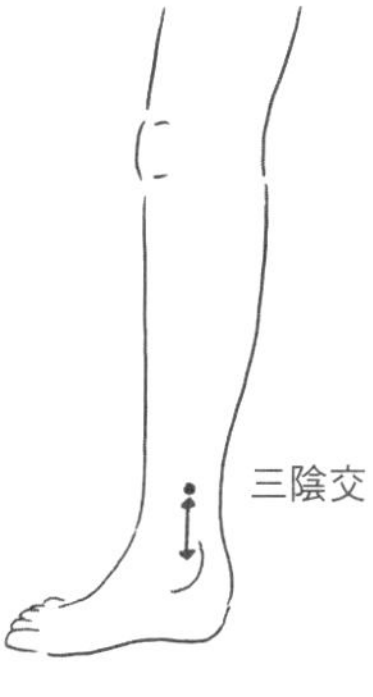

・石門《せきもん》・関元《かんげん》……妊娠しやすい体に整えるツボ

石門はおへその中央から真下に向かって指幅3本分の所に、関元はおへその中央から真下に向かって指幅4本分の所にあります。どちらも骨盤内の血流を促し、卵巣機能を高める効果があるツボです。温めれば、奥にある「丹田《たんでん》」という、体の中の「気」が集まる場所も活性化させられます。

また、関元は免疫力アップにも役立つので、風邪が流行っている時期や体調を崩しやすい季節の変わり目にもおすすめです。

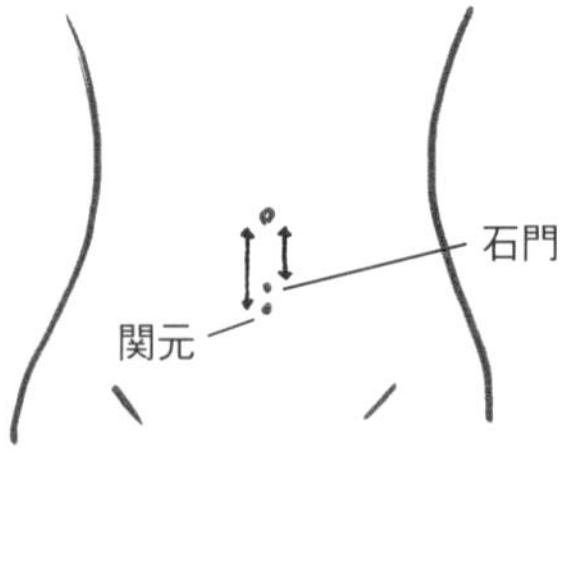

筋《きん》弛《し》緩《かん》法《ほう》で体も心もゆるめる

自律神経には、活動的な時に働く「交感神経」と、リラックスしている時に働く「副交感神経」があります。

両方がバランスよく働くことで心身の健康は保たれているのですが、ストレスによって交感神経が優位になりすぎると、イライラが治まらない、リラックスできずに緊張状態が続く、眠りにくくなるといった症状が出てきてしまいます。

そこで、日常のストレスケアとしておすすめなのが「筋弛緩法」です。

筋弛緩法とは、あえて筋肉を緊張させてからゆるめることで、心と体のリラックスを図る方法です。

ストレスで交感神経が昂ぶっている状態から、副交感神経にスイッチを切り替えてくれる効果があるので、就寝前に行うとリラックスしてよく眠れるようになります。布団の中でやってみてください。

◎心と体をリラックスモードに導く！　筋弛緩法

仰向けの状態で、足先から顔にかけて「力を入れる・ゆるめる」を繰り返し、全身をリラックスさせます。呼吸を止めないようにしながら行いましょう。

①足：つま先をギュッと自分のほうへ向けて5秒キープし、ふっと戻して20秒力を抜きます。

②お腹：息を吸ってお腹をふくらませます。息を止めて、ふくらんだお腹に両手を押し当て、お腹は手を押し返すように力を入れて3～4秒キープします。息をふーっと吐いて、20秒力を抜きます。これを2回繰り返します。

③手：手を握りしめて5秒キープし、パッと手を開いて20秒力を抜きます。

④脇：脇をギュッと締めて5秒キープし、ふっと戻して20秒力を抜きます。

⑤肩：肩を耳につけるように持ち上げて5秒キープし、ストンと戻して20秒力を抜きます。

⑥顔：かたく目を閉じ、顔のパーツを全部真ん中に寄せるイメージでギュッと力を入れます。5秒キープし、ふっと戻して20秒力を抜きます。

後頭部温めで、目と脳の疲れを取りましょう

現代の女性はパソコンやスマートフォンで目を使いすぎていることが多いのですが、目の疲れは脳の疲れと直結しています。

先にもお伝えしたように、目と脳の疲れは不妊の原因になりやすいため、目を使ったらしっかりケアすることが大切です。

目の疲れを取るには、ホットアイマスクや温めたタオルを目の上にのせてもスッキリしますが、後頭部も温めるとより効果的です。

後頭部と首の境目には、頭蓋骨と首の骨をつないでいる「後頭下筋群《こうとうかきんぐん》」という、小さな筋肉の集まりがあります。この筋肉は、目の動きと連動して首や頭が動くのを制御しています。目を酷使している方は、たいていこの筋肉が働きすぎてこわばっているのですが、温めることで凝《こ》りがほぐれ、目と脳の疲れを一緒にリリースできるのです。

また、整体では「女性の後頭部は骨盤に通じている」といわれます。20個以上の骨で構成されている頭蓋骨のうち、「後頭骨《こうとうこつ》」という骨は骨盤の仙骨と連動しているとされ、後頭部を温めてほぐすことで、骨盤もほぐれるのだそうです。

温め方は、蒸しタオルを作って後頭部に当てるだけ。

タオルハンカチや小さめのタオルを濡らして絞り、電子レンジで温めます（500W で20〜30秒ほどが目安）。タオルが冷めてくるまで、後頭部に当てておきましょう。目や脳の疲れのほかに、ちょっとした頭痛や肩こりの解消にもなりますよ。

目の上に当てるのもおすすめですが、目の周りの皮膚は薄くデリケートなので、やけどに十分注意してください。

なお、目を酷使していて疲れ目をピンポイントで解消したい時は、眉のマッサージもおすすめです。

親指と人差し指で眉をつまみ、つまんだ眉を上下左右に動かすと、目の疲れが楽になります。日中はメイクをしているので難しいという場合は、バスタイムやスキンケアタイム、就寝前にやってみてくださいね。

本来なら目と脳をしっかり休ませるのが一番なのですが、現代の女性は「睡眠時間はそんなに取れないし、パソコンやスマートフォンを使わないわけにもいかない」という方も多いでしょう。

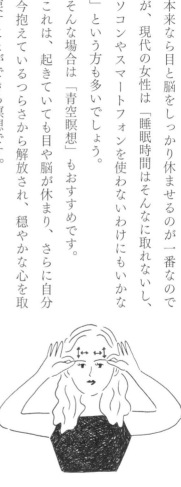

そんな場合は「青空瞑想」もおすすめです。

これは、起きていても目や脳が休まり、さらに自分が今抱えているつらさから解放され、穏やかな心を取り戻すことができる瞑想です。

外に出る時間があったら、青空に流れる白い雲を見つめながら行います。できる限り長く穏やかな呼吸を意識しつつ、雲とともに自分の中のつらいと思うことをひとつずつ流していくイメージをしてみましょう。

天気の悪い日や室内で空が見えない時は、椅子に座って行います。背もたれに体を預けて目を閉じ、長く穏やかな呼吸を意識しつつ、青空を流れる白い雲とともにつらいことも流れていく様子をイメージしましょう。

いずれも5分ほどでよいので、試してみてくださいね。

脳や目の使いすぎを食事でサポートしましょう

1日に消費するエネルギーのうち、その20％は脳で使われます。脳の大きさは体全体の2％程度であることを考えると、人間の体の中で最もエネルギーを消費する器官は脳ということになります。

脳の疲労を回復するには睡眠が一番ですが、疲労回復を促す栄養を食事で補うことも大事です。脳は60～65％が脂質、残りはたんぱく質で構成されています。半分以上が脂質でできているわけですから、脳を元気にするには「よい脂質」を適量とるのが効果的です。

よい脂質の代表は、オメガ3脂肪酸（207ページ）です。魚に含まれるDHAやEPAが有名で、ほかに亜麻仁油、えごま油、しそ油、くるみなどにも含まれます。オメガ3脂肪酸は脳の細胞膜をやわらかく保ち、情報伝達をスムーズにしてくれます。さらに、脳の酸化を食い止めるビタミンCやビタミンEが豊富なブロッコリー、水菜を一緒にとるとベストです。

そして、脳と一緒にケアしたいのが目です。「目は脳の一部」といわれ、目の疲れは脳の疲れにもつながるのです。次の栄養素で、脳と目の両方をしっかりサポートしましょう。

・アントシアニン……ブルーベリー、紫いも、なすなどに含まれます。網膜のダメージを防ぐほか、血流改善にも効果的です。

・βカロチン……小松菜、にんじんなどの緑黄色野菜に含まれます。網膜色素の成分のひとつでもあり、抗酸化作用で目や目の粘膜の代謝を保ちます。

・ビタミンB1……豆類、豚肉、うなぎなどに含まれ、視神経の働きを促進します。

・ビタミンB2……乳製品、レバー、うなぎなどに含まれ、目の充血や疲れを改善します。

・**ビタミンB12**……貝類、レバー、青魚などに含まれ、細胞の増殖を助けるとともに、神経の働きを正常に保ちます。

・**ビタミンE**……かぼちゃ、アーモンドなどに含まれ、血行を促して目の疲れの回復を助けます。

・**タウリン**……いか、たこ、貝類などに含まれ、目の疲れの回復を助けます。

自然治癒力を高めるメディカルアロマ

リラックスや気分転換のために、アロマオイルを使っている方は多いのではないでしょうか？　よい香りを嗅ぐと、心がなごんで癒やされますよね。

お好みの香りでリラックスするだけでもよいのですが、アロマオイルには「メディカルアロマ」といわれ、自然治癒力を高めて心身を総合的にケアできるとして、医療現場で生かされているものもあります。香りが脳へ刺激を与えるだけでなく、体に塗ると皮膚から浸透して毛細血管まで届き、血液に乗って全身を巡り効果を出すといわれているものです。

婦人科の不調にゆるやかに働きかけてくれるものもあるので、気になる方は暮らしのなかに取り入れてみてはいかがでしょうか？　お悩み・効能別のアロマオイルは次の通りです（★の付いたアロマオイルは、日本産精油「ｙｕｉｃａ」の製品を指します）。

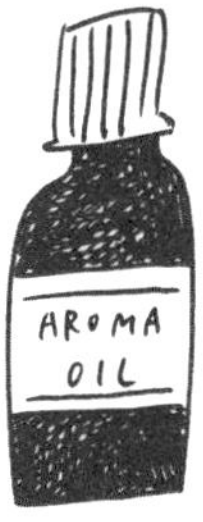

◎女性ホルモン

・排卵を促し、妊娠力を上げたい

・スパイクナード

・女性ホルモンを上げたい

・セージ

・クラリセージ

※注意　どちらも女性ホルモン様作用のあるオイルなので、子宮筋腫や乳がんなど、女性ホルモンに関係する病気にかかった経験のある方は使えません。また、セージはてんかんの方は使えません。

・ホルモンの分泌を整えたい

・ゼラニウム・エジプト

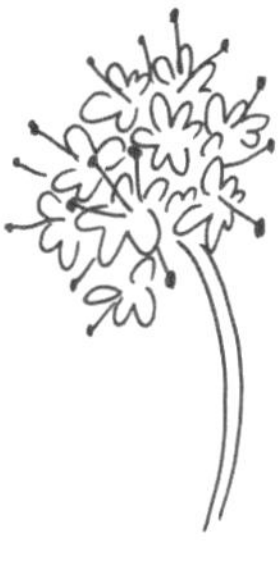

・ローズマリー・ベルベノン

※注意　ローズマリー・ベルベノンは、てんかんの方は使えません。

・血流をよくして冷え性克服！　骨盤の中も元気に！

・シナモン・カッシア

・ブラックペッパー

・ジンジャー

・ゆず（★）

◎ メンタルケア

・睡眠を改善して体元気！

・ラベンダー・アングスティフォリア

・ラヴィンツァラ

・クロモジ（★）

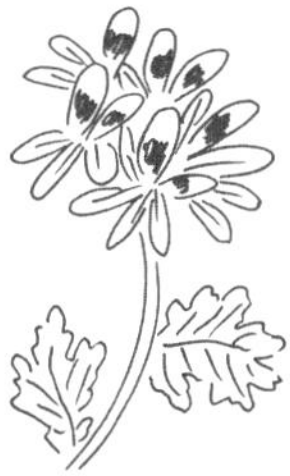

・気持ちリラックス！

・マンダリン

・ベルガモット

・プチグレン

・カモマイルローマン

※注意　ベルガモットは使ったら4～5時間は直射日光に当たらないようにしてください。

◎ 卵巣のアンチエイジング

・抗炎症作用

・ゼラニウム・エジプト

・フランキンセンス

・イランイラン

・カモマイルローマン

・クラリセージ
・ジンジャー
・プチグレン
・ベルガモット
・ラベンダー・アングスティフォリア

・抗酸化作用

・フランキンセンス
・レモン（★）
・クローブ

※注意　「yuica」以外のレモンのアロマオイルは、使ったら4～5時間は直射日光に当たらないようにしてください。

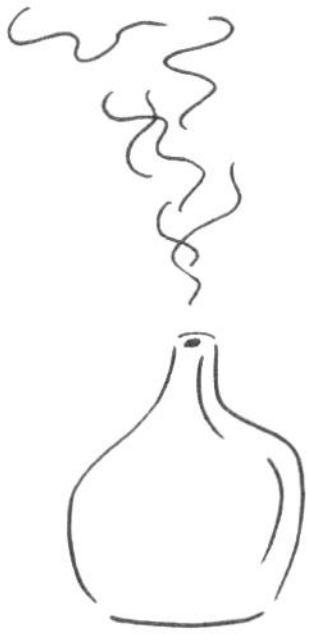

◎アロマオイルの使い方

アロマオイルの基本的な4つの使い方をご紹介します。この4つの使い方であれば、どのアロマオイルでも大丈夫です。お好みの方法を試してみてくださいね。

ただし、体によいからといって大量に使うのは逆効果です。アロマオイルは薬と同じなので、使い方③、④の場合は濃度を守って使いましょう。特に使い方④の場合は、薄めたオイル10mlまでを1日の上限量としてください。複数のオイルを混ぜて使う場合は、3〜4種類までにとどめましょう。

・使い方①……ディフューザーで楽しむ

リラックスや安眠系のオイルにおすすめの使い方です。アロマディフューザーを使い、1種類もしくは複数の種類のオイルの香りを楽しみます。

・使い方②……ルームスプレーにする

水30mlに1種類、もしくは複数の種類のオイルを全部で6滴混ぜてルームスプレーにします。オイルと水が分離しているので、使う前によく振りましょう。作ったら1か月以内を目安に使い切ってください。

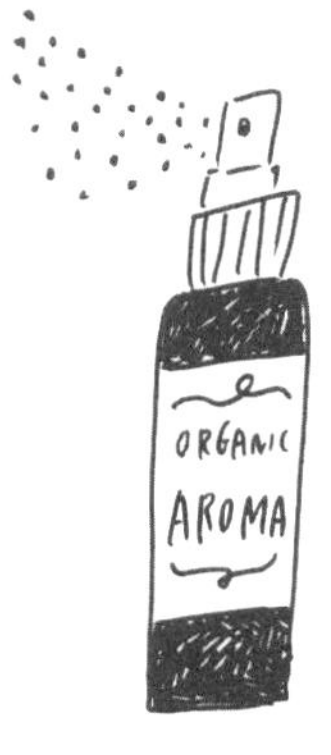

・使い方③……バスソルトに混ぜて入浴剤にする

入浴1回につき50gのバスソルトを用意し、1種類、もしくは複数の種類のオイルを全部で10滴混ぜます。作ったら1か月以内を目安に使い切ってください。

・使い方④……オイルに混ぜて体に塗る

アロマオイルを薄めるためのベースオイル（マカダミアナッツオイルをおすすめしますが、ナッツアレルギーの方は避けてください）30mlに対して、1種類もしくは複数の種類のオイルを全部で12滴混ぜて、体に塗ります。

先ほどご紹介したうち、「女性ホルモンを上げたい」「ホルモンの分泌を整えたい」「血流をよくして冷え性克服！　骨盤の中も元気に！」のアロマオイルは、下腹部の子宮や卵巣のあるあたりに塗ります。

「睡眠を改善して体元気！」「気持ちリラックス！」のアロマオイルは、胸に塗りましょう。

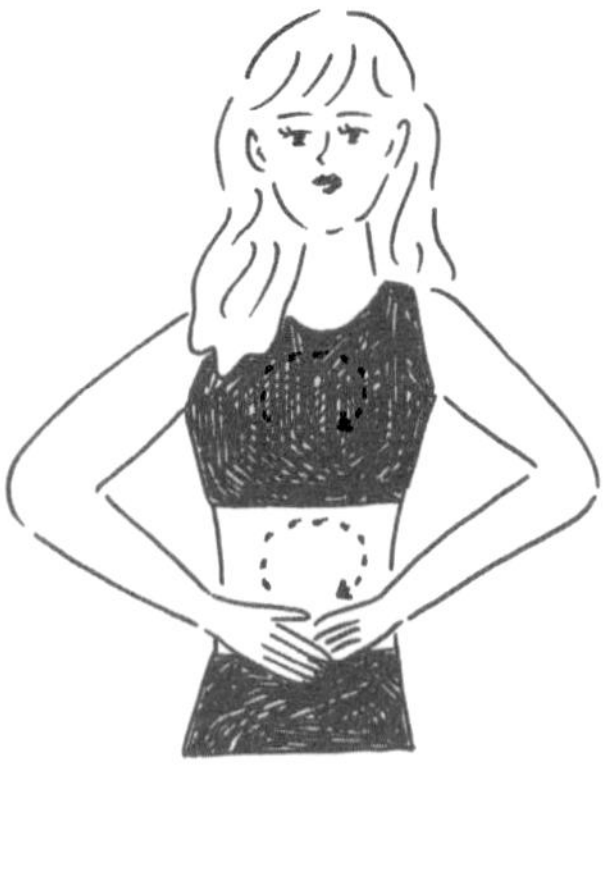

幸せホルモン「セロトニン」の材料を知っていますか？

卵巣の健康を守るには、ストレスケアが欠かせません。ストレスを解消して穏やかなメンタルを保つために、「セロトニン」の分泌も意識してみましょう。

セロトニンは、人間の精神面に大きく関わっている脳内物質です。

安心感・平常心といった心の安定、ストレスの解消に役立っており、脳内のセロトニン分泌量が多い人ほどストレスに対抗する力も強くなります。

しかし、セロトニンが不足すると、イライラしたり、意欲がなくなったり、ＰＭＳ症状が強く出やすくなったりしてしまいます。

また、セロトニンは睡眠ホルモンである「メラトニン」の材料でもあるので、分泌量が足りないと不眠の原因にもなってしまうのです。

月経前は特にセロトニンが減少しやすいので、なるべく多く分泌できるような働きかけをしてみましょう。

セロトニンの分泌を促進するには、「日中、太陽の光を浴びる」「適度な運動をする」といったことが基本です。

さらに、体内でセロトニンを合成するために必要な栄養素をしっかりとりましょう。

・トリプトファン……乳製品、大豆、まぐろ、チーズ、ナッツ、バナナ、卵 など

セロトニンの原料になるもので、体内で合成することができない必須アミノ酸です。トリプトファンの多い食事はセロトニンを上げて、幸福感を生むといわれます。トリプトファンの摂取が減ると、女性は男性に比べてセロトニン分泌量の減少が4倍にもなると言われています。

・ビタミンB6……バナナ、にんにく、抹茶、鮭、納豆、鶏ささみ など

ホルモンのバランスを整える働きもあり、セロトニンの合成を促進します。

・**炭水化物……**バナナ、玄米、そば、さといも、さつまいも、じゃがいも　など
セロトニンを合成する時のエネルギーとして必要な栄養素です。

ちなみにバナナには、この3つの栄養素がすべて含まれています。ただし、東洋医学では南国の果物を食べすぎると体を冷やすといわれているので、ほどほどに取り入れるようにしましょう。

ストレスがある人ほどとりたいビタミンC

ビタミンCは、老化を防ぐ抗酸化作用に優れているほか、シワをできにくくしたり、美白作用をもたらしたりと、美容面でも効果がいっぱい。さらにストレスを軽減してくれる効果もある、現代女性にとって嬉しいビタミンです。

ところが、ストレスを多く抱えていると、ビタミンCは大量に消費されてしまうのをご存じですか？

人間の体はストレスを感じると、ストレスに対抗しようとして「コルチゾール」というホルモンを分泌します。ビタミンCは、このコルチゾールを生成するのを助ける働きがあるので、ストレスが高まれば高まるほど、コルチゾールの分泌のために消費されてしまうのです。

ビタミンCが足りなくなると、コルチゾールが作れなくなり、ストレスに対抗することができなくなります。すると、いつもなら我慢できることも我慢できなくなったり、ちょっとしたことで心のバランスも崩しやすくなったりしてしまいます。

また、ビタミンCが不足すれば、抗酸化作用はおろか美容効果なども期待できませんし、さらに鉄や亜鉛の吸収が悪くなって貧血にもなりかねません。


ビタミンCの１日の摂取推奨量は１００㎎とされていますが、ストレスが多いと自覚している場合は意識して多めにとるとよいでしょう。食べ物だけでたくさんとるのは難しいので、サプリを適切に活用するのがおすすめです。

ビタミンCは体内に貯めておけず、使われなかった分は尿と一緒に排出されてしまうので、数度に分けてこまめに補充するようにしましょう。


また、ビタミンCの話からはそれてしまいますが、朝一番にコーヒーを飲むと、コルチゾールの働きを鈍らせてしまうという報告があります。

コルチゾールはストレスを受けた時だけではなく、朝、人間の体を活動的にするためにも分泌されます。この時にコルチゾールと似たような覚醒作用のあるカフェインをとると、コルチゾールの分泌を妨げてしまうのです。

コーヒーを飲むなら、起きてすぐではなく、目覚めて1時間以上経ち、コルチゾールがちゃんと働いたあとに飲むことをおすすめします。

また、カフェインのとりすぎは、コルチゾールを分泌する副腎皮質の疲労も招き、結果的にコルチゾールの働きも低下させてしまうので、ストレスの多い方はほどほどにしたほうがよさそうです。

満月瞑想で心を静かに

瞑想というと、どんなイメージがありますか？　脳を「無」にすることでしょうか。けれど、「無になってみましょう」といわれても、一切何も考えないようにするのは難しいですよね。短時間ならなんとかできても「今日、帰りにスーパーで何を買って帰ろう」とか「明日、〇〇さんにメールしなきゃ」などと、頭の中に次々といろいろなことが浮かんできてしまうはず。

でも、脳とは休まない臓器なので、それが普通なのです。

たとえば、急に今どこかから物が飛んできたら、それを避けなければいけませんよね。そうした危険に備える必要があるので、脳は常に働いていて「無」になるということはないわけです。

では、完全に無にすることは不可能としても、頭の中で嫌なことや不安なことをずっと考えてしまう状態から逃れるには、どうしたらよいのでしょう？

そこで役立つのが「満月瞑想」です。

「満月」というまったく別のことを意識することによって、ぐるぐる続く思考の堂々巡りから逃れられるという、嬉しい効果があるのです。

たとえば、ヨガの瞑想では「呼吸」に意識を集中しますね。満月瞑想では、呼吸をしながら目を閉じて満月を思い浮かべ、その満月に意識を集中します。

もしも途中で何か雑念が浮かんできたら、「あっ、雑念が浮かんできた」と気づいて、「満月、満月」と、また満月に意識を集中させます。そうしていくうちに、心が静かになっていくのです。

月の満ち欠けは、女性の体に大きな影響を与えるといいます。満月瞑想でまぶたを閉じて満月を見つめることで、満月のパワーを女性の体に取り込むこともできるそうですよ。

さらに瞑想をすると、肥満の原因といわれる体内の「炎症遺伝子」が抑制されて、肥満になりにくくなるという研究報告もあります。肥満のほかに、がんも慢性的な炎症が原因で引き起こされる病気なので、瞑想によってそれらも防げるかもしれません。

自分を愛する「セルフコンパッション」の時間を日常に取り入れましょう

私が不妊治療を行っていた時、毎日病院に通って頑張っているのになかなか結果が出ないという失望感から、

「自分は女性として失格。不出来な人間なんだ」

と、つい自分を責めてしまうことがありました。

いつか子どもがほしいと思ってこの本を読んでいる方のなかにも、パートナーとの関係が前に進まず悩んでいる方や、婚活がうまくいかなかったり、出会いがなかったりしてあせったり落ち込んでしまう方がいらっしゃるかもしれません。

そんな時は、他人に優しい言葉をかけるように、自分に優しい言葉をかけて、自分を思いやりましょう。

これは「セルフコンパッション」といい、アメリカの心理学者であるクリスティ

ン・ネフ博士を中心に研究が進められている、自己啓発の理論です。

たとえば、自己肯定感が低くなっていたり、「自分はダメだ」などと自分を否定していたりする時。今起きていることに良し悪しのジャッジをせず、ただ「ものごと」として捉えることを意識してみましょう。

たとえば不妊治療中だった私の場合、

「治療を頑張っても結果が出ない私は、女性として失格」

と考えていましたが、「女性として失格」というのは私のジャッジです。このジャッジを差し引くと、

「不妊治療を続けている」

ということだけが、今起きている事実ですね。

こうして整理すると「今、ものすごく自分を責めていたな」と気づき、ニュートラルな自分に戻れるのです。

ニュートラルに戻ると、「つらいのに頑張っていて本当にえらいね」と、他人に言うように自分にも優しい言葉をかけてあげられるようになります。

これがセルフコンパッションの効果です。

この本を読んでいる方は、まだ不妊治療の段階ではありませんが、ゴールの見えない努力はストレスになりやすいもの。

ぜひ、普段のストレスケアの一環として、セルフコンパッションを取り入れてほしいと思います。

「今日、私は一日頑張った」

「今月も無事に月経が来た。子宮も卵巣も元気でいてくれてありがとう」

と、自分を褒めたり癒したりする時間を、1日5分でも作ってみてくださいね。

◎ 足の裏を感じながら歩くセルフコンパッション・ワーク

「今、ここ」に集中する「マインドフルネス」は、セルフコンパッションの要素のひとつです。悩みや不安、ストレスを感じた時、「今、ここ」へ意識を戻すのに役立つ、簡単なセルフコンパッションのワークをご紹介します。

落ち込んだり、悩んだりしている時には、頭の中がそのことでいっぱいになっていますよね。そういう時は、頭から一番遠い「足の裏」の感覚を意識して歩いてみてください。

同じことを一日中ぐるぐる考えている状態から自分を解き放つために、足の裏の感覚に意識を向けて歩くのです。

まず、歩きながら、足がどういう風に動いて、どういう風に着地するかということに意識を集中します。

「私は今、足を前に出している。足の裏が地面に着いた」

「今度は後ろの足が地面から離れて前に出て、また足の裏が着いた」

という風に、一歩一歩に集中してください。

その次は、「自分が今歩いている」ということに意識を向けます。

歩くということは当たり前のようですが、本当はとてもありがたいことです。今、自分が歩けているのは何のおかげか考えてみましょう。

「お父さん、お母さん、いつもありがとう」

「同僚の○○さん、親切にしてくれてありがとう」

「今日のお昼、おいしかった！　ありがとう」

と、最後は一歩ずつ感謝の気持ちを込めて歩いていくと、気持ちが晴れてきて、いつの間にか悩みやストレスから気が逸れているでしょう。

歩くということは、前に進むということです。

嫌なことや悩みがあっても、自分は前に進んでいる。そう思えると、また前を向いて、自分の目標に向けても頑張れるでしょう。

COLUMN

膣ケアって妊娠力に必要？

最近、膣まわりのケアをする「膣ケア」が注目されています。

たとえば、「膣を清潔に保つため」としてデリケートゾーン専用の洗浄剤がたくさん出ていますが、日本人はそもそもきれい好きで毎日お風呂に入るので、それほど念入りに洗わなくとも大丈夫、というのが私の意見です。

そのうえで洗い方のポイントを挙げるなら、「洗浄力の強いものは避けて弱酸性ソープを使う」「ゴシゴシと強くこすらない」「膣の中まで洗わない」など。シャワーでゆるく流しながら、ひだが重なったところを軽くなでてあげるくらいで十分でしょう。

また、膣ケアが妊娠力につながるかどうかは、医師としては疑問です。特に、「洗浄後にオイルで膣内を潤す」というような膣ケアは、すすめられるかというと難しいと言わざるを得ません。膣内の自浄作用に一役買っている乳酸菌を減少させ、膣内フローラ（膣内の細菌の集まり）のバランスを乱してしまうおそれがあるからです。

もし膣ケアを行うなら、「膣内フローラを傷めない」「よい膣内フローラを育てる」というケアのほうがよいと思います。具体的には、洗いすぎを避ける、タンポンを長時間入れたままにしないなどが挙げられます。

正しい膣ケアは、自分を大切にするという意識も育んでくれるでしょう。

恋多き人、性欲が強い人は妊娠しやすい？

「不倫カップルのほうが妊娠しやすい」といわれることがありますが、これには科学的な根拠があります。

どういうことかというと、関係性が冷え切っていたり、マンネリ化していたりする夫との性行為よりも、不倫相手との性行為のほうが刺激的で燃え上がるので、女性ホルモンのエストロゲンの分泌量が高まって膣分泌液が増え、精子を子宮へ迎え入れる力が高まるからです。つまり、恋愛感情が盛り上がってエストロゲンの分泌量が高まるほど、妊娠力も高まるのです。

また、恋のときめきは脳内の神経伝達物質であるドーパミン（快楽ホルモン）を増加させます。このドーパミンによって脳内が幸福感で満ちると、エストロゲンの分泌量がさらに促されます。エストロゲンは肌や髪のツヤ、女性らしいボディラインも司るホルモンですから、「女性は恋をするときれいになる」といわれるのもわか

ります ね。

「エストロゲンを増やしたいけれど恋人がいない」「ときめきを感じることがない」という場合は、セルフプレジャー（マスターベーション）を楽しむというのもひとつの方法です。ホルモンの仕組みからすると、セルフプレジャーで快楽を得れば、ドーパミンが分泌され、エストロゲンの分泌量が高まることになるためです。

また、女性にとってのセルフプレジャーは、エストロゲンの作用によって若々しさや女性らしい美しさをキープする手段にもなるので、したい方はどんどんしたらいいと私は思います（最近は、女性用のセルフプレジャーグッズもネットで気軽に買える時代になりましたね）。

ただ、そういうことが好きではない方が「エストロゲンが高まるから」という理由で無理に行ってみても、快楽を得るどころかストレスになり、卵子の老化を促進させてしまうことにもなりかねません。ですから、セルフプレジャーに抵抗がある方は無理をせず、リラックスできる時間を設ける、バランスのよい食事をとるなど、体内老化を防ぐ習慣に取り組んでみてくださいね。

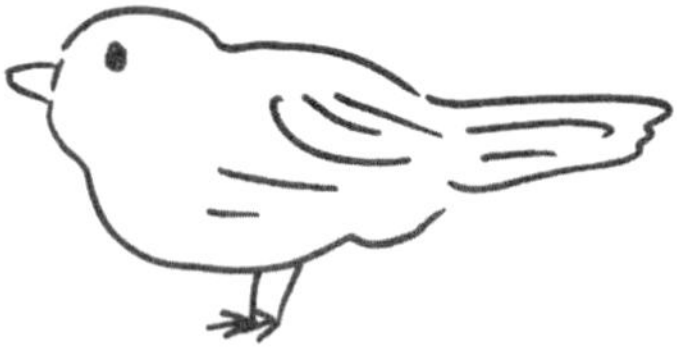

第5章 卵巣を老化させない食事

まずは卵子の材料になるたんぱく質を増やすことからスタートしてみましょう

卵巣の老化を抑えるには、食生活の改善も効果的です。
そこでこの章では、老化原因にアプローチする食べ物や食べ方をご紹介していきますが、最初に意識していただきたいのは「しっかり食べる」という基本です。
まずは、ご飯とたんぱく質を毎食とることから始めてみましょう。

ご飯を食べれば、体内でエネルギーとして燃えるので体温が上がります。さらに、たんぱく質で筋肉を作り、その筋肉を使って運動すれば、全身の血流もよくなって、老化の原因である冷えを改善できるというわけです。

特にたんぱく質は、卵子のもとになる栄養素であり、卵子の成長にも欠かせません。そもそも、卵子に限らず体のいたるところで働く大切な栄養素なのですが、現代人の多くはたんぱく質不足といわれています。日頃から、たんぱく質をしっかりとることをぜひ心がけましょう。

ポイントは、自分にとって必要な量を把握すること。それぞれの体格に適しているご飯とたんぱく質の量は、自分の手を目安にすると簡単にわかります。

・ご飯1日分……自分の両手に収まるくらい
・たんぱく質1日分……自分の手のひらの大きさ・厚みくらいのものを2つ分

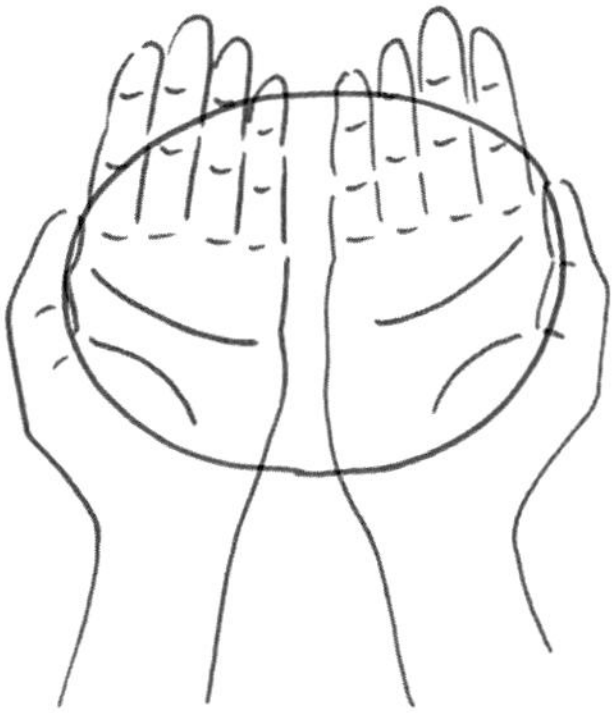

たんぱく質を含む食品には肉・魚・卵・豆腐などいろいろありますが、お肉ばかり、魚ばかりと偏らないようにバランスよくとりましょう。

最近はダイエットを気にして食事量を減らしている女性も多いのですが、一般的な女性が生きていくために必要な1日あたりのカロリー量は、18～29歳で1700～2300kc al、30～49歳で1750～2350kcalとされています（日中ほぼ座って仕事をしている方は少ないほうのカロリー量、立ち仕事をしている方や運動習慣のある方は多いほうのカロリー量を参考にしてください）。

このカロリー量をおにぎりに換算してみると、コンビニの鮭おにぎりは1個175kcalくらいですから、一番少ない1700kcalの人でも1日10個近くは食べる必要があることになります。あなたは、毎日このくらいしっかり食べているでしょうか？

また、1日の必要カロリー量は、たんぱく質から13～20％、脂質から20～30％、炭水化物から50～60％とるのが理想的とされています。ヘルシー志向の女性が好む野菜や果物は、厳密にはここに含まれていません。つまり「朝食はスムージーで済ませる」「夕食はサラダだけ」というのでは、カロリー不足に陥りやすくなってしまうわけです。

やせたいから、忙しいからと日々の食事をおろそかにしていると、将来の体に負担をかけてしまいかねません。今日からでも「しっかり食べる」を、ぜひ心がけてくださいね。

「赤・黄・緑」の食材をそろえると栄養のバランスが整います

食生活の基本として、しっかり食べることに加えて意識していただきたいのが「栄養のバランス」です。

食べ物に含まれるビタミンやミネラルは、それ1つだけでは働けません。ほかの栄養素と関わり合うことで、初めて体の中で働けます。ですから、「毎日の食事は偏りなく、なるべくいろいろなものをいただきましょう」といわれるわけです。

理想は、たんぱく質、ビタミン、ミネラル、脂質、炭水化物をバランスよくとること。とはいえ、毎食、栄養バランスを細かく考えるのが難しい場合、1食に「赤」「黄」「緑」の食材が入っているかを意識するだけでもよいでしょう。

赤は主にたんぱく質で、牛肉、豚肉（赤身）、鶏肉、魚など体を作る材料になるもの。黄は主に炭水化物で、ご飯、パン、かぼちゃ、大豆、とうもろこしなど体のエネルギーになるもの。そして緑は主に野菜や果物で、ブロッコリー、ほうれん草、小松菜、海藻、ピーマンなど炭水化物や脂肪をエネルギーに変えるのを助けてくれるものです。

自分で作る時も外食する時も、これら3色があることを意識すれば、大まかな栄養バランスはキープできます。お付き合いの会食などがあってコントロールできなかった場合は、食べたメニューを赤、黄、緑に当てはめ、足りなかったものを次の食事や翌日の食事でとるようにするとよいでしょう。

ポイントは、自炊にこだわらないこと。面倒な時はスーパーやコンビニのお惣菜に頼っても構いません。それよりも、バランスよく食べてきちんと栄養をとることが、いつでも妊娠できる体であり産める体には必要なのです。

栄養バランスをとることは、妊娠前・妊娠中・出産後を問わず、食習慣の基本になっていることが望ましいので、今からぜひ気をつけてみてください ね。

［ 赤・黄・緑の食材 ］

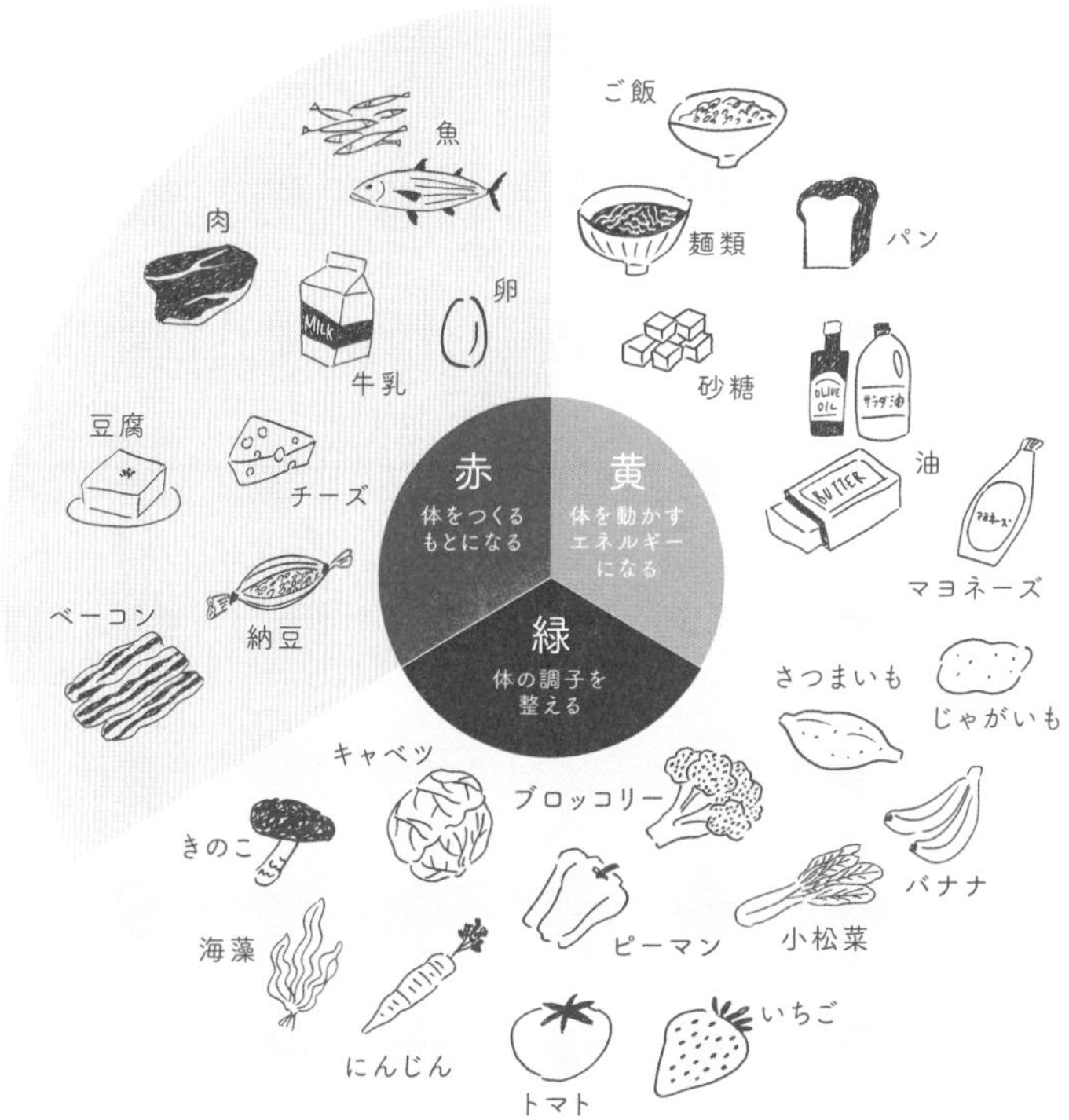
赤
体をつくる
もとになる
黄
体を動かす
エネルギー
になる
緑
体の調子を
整える
魚
肉
卵
牛乳
豆腐
チーズ
納豆
ベーコン
ご飯
麺類
パン
砂糖
油
マヨネーズ
さつまいも
じゃがいも
バナナ
小松菜
いちご
トマト
ピーマン
ブロッコリー
キャベツ
きのこ
海藻
にんじん

卵巣を守る食事のポイントは「抗糖化」「抗酸化」「抗炎症」「体を温める」

しっかり食べる、そしてバランスをとるという基本を意識したうえで、さらに取り組むとよいのが「卵子の老化原因にアプローチする食習慣」です。

2章でもお伝えした通り、卵子の老化原因には「糖化」「酸化」「炎症」「冷え」が挙げられます。

ここで、体内が老化していく過程を整理してみましょう。

①体内が糖化する
②AGEs（終末糖化産物・糖化によって生成される老化物質）が増える
③体が本来持っている抗酸化機能が低下する
④体内の酸化が進む
⑤細胞や臓器に慢性炎症が起こる

⑥さらにAGEsが増えて、体内の老化が進む

糖化、酸化、炎症は相互関係にあるのにお気づきでしょうか？

糖化は体の抗酸化機能を低下させ、酸化を進ませます。

活性酸素は慢性炎症を引き起こし、AGEsの生成も促します。

そしてAGEsはまた、慢性炎症や酸化を促す……と、相互に影響しながら負のスパイラルを引き起こすのです。

ですから、卵子の老化を遠ざけるには、毎日の食生活で「抗糖化」「抗酸化」「抗炎症」対策を同時に行うことが大切といえます。

そして、もうひとつの卵子の老化原因「冷え」も、食生活での改善が可能です。お風呂やカイロといった体の外側から温める手段と合わせて、食事で体の内側も温めれば、芯からポカポカの状態に！

そこでここからは、「抗糖化」「抗酸化」「抗炎症」「体を温める」を踏まえた食べ物や食べ方について、具体的にご紹介していきましょう。

ビタミンB群が、卵子を糖化から守ります

卵子を含む細胞の糖化は、主に糖質のとりすぎが原因で起こります。しかし、とりすぎた糖質を「なかったこと」にしてくれるのが、ビタミンB群です。ビタミンB群は、体の中に入った糖質を分解して代謝してくれる栄養素なのです。

ビタミンB群とは具体的に、ビタミンB1・B2・B6・B12、ナイアシン、パントテン酸、葉酸、ビオチンの8種類を指します。それぞれの特徴と、多く含まれる食品は次の通りです。

・ビタミンB1……豚肉、赤身肉、全粒穀物、ナッツ類、ほうれん草　など

ビタミンB群の代表的な存在です。体内の糖をエネルギーに変換する時に働きます。余分な糖質を溜め込みにくくしてくれるので、1日の摂取推奨量1・1mg（30～49歳・女性）は必ずとっておきたいビタミンです。にんにくや玉ねぎに含まれる「ア

リシン」と一緒にとると、吸収率が高まります。

・ビタミンB2……豚レバー、卵、うなぎ、納豆　など

糖の代謝にも使われますが、脂質の代謝も得意なビタミンです。脂質は運動時のエネルギー源になる栄養素なので、長時間運動をする時はビタミンB2を多めにとると、効率よくエネルギーを作れます。

・ビタミンB6……赤身肉、鶏肉、まぐろ、バナナ　など

エストロゲンの代謝に関わってホルモンバランスを整え、PMS症状をやわらげる効果も持っているので、特に女性にとっては大切なビタミンです。

・ビタミンB12……牛レバー、あさり、しじみ　など

葉酸の代謝にも関わり、正常な赤血球の形成を助けるビタミンです。月経で貧血になりやすい女性には必要不可欠と言えます。

・**ナイアシン**……たらこ、まぐろ、牛レバー　など
糖や脂質、たんぱく質を代謝してエネルギーに変える働きがある栄養素です。また、アルコールの分解、皮膚や粘膜の健康を保つ効果もあります。

・**パントテン酸**……鶏レバー、鶏のささみ、卵　など
ストレスをやわらげる副腎皮質ホルモンの合成にも関わっています。ストレスが多い人は、欠かさずとりましょう。

・**葉酸**……鶏レバー、焼きのり、青汁　など
血液を作るために必要な栄養素でもあり、貧血予防に役立ちます。詳しくは210ページもご覧ください。

・**ビオチン**……鶏レバー、卵黄、あさり　など
糖のほかに脂質やアミノ酸も代謝する栄養素です。健康な皮膚や粘膜の維持にも役立っています。

おすすめの
食べ物

卵子をサビつかせない！抗酸化作用のある栄養素

体の抗酸化力を高めるには、「抗酸化三大ビタミン」と言われるビタミンA、ビタミンC、ビタミンEを毎日とることがおすすめです。

・ビタミンA……レバー、バター、卵黄、うなぎ、にんじん、モロヘイヤ、ほうれん草、ブロッコリー、ピーマン、トマト、そのほか緑黄色野菜　など

活性酸素の発生を抑えて取り除く働きがあります。にんじんなどに含まれるβ－カロテンは、体内でビタミンAに変化する物質のひとつで、体内のビタミンAが不足すると必要な分だけビタミンAに変換されます。油に溶ける性質があるので、ドレッシングや炒め物など油を使った調理でとるのがおすすめです。

・ビタミンC……ブロッコリー、パプリカ、ピーマン、ゴーヤ、さつまいも、じゃ

がいも、レモン、キウイ、いちご　など

抗酸化ビタミンの中で最も強い抗酸化作用を持ち、細胞膜の外側で働いて酸化を抑えます。体内にストックすることができないので、毎日こまめにとるのがポイントです。

・ビタミンE……うなぎ、アボカド、ごま、アーモンド、ピーナッツ、かぼちゃ　など

ビタミンCが細胞膜の外側で活性酸素と戦うのに対して、ビタミンEは細胞膜の内部で戦ってくれるビタミンです。抗酸化で働くと壊れてしまいますが、ビタミンCが体内にあれば、また復活するという特徴があります。

これら3つのビタミンは「ビタミンACE（エース）」と呼ばれ、一緒にとることで相乗効果を発揮します。いろいろな食品を組み合わせてとるのが理想的ですが、かぼちゃは単体でビタミンACEがバランスよく含まれている食品なので、忙しい時のおかずやおやつにぜひ活用してみてくださいね。

おすすめの食べ物

ブロッコリースーパースプラウトで抗糖化と抗酸化

酸化が起こる原因は、体内に入った酸素から活性酸素が生成されるためです。活性酸素には体内の病原菌などを退治してくれる役割があり、もともと悪いものではありません。しかしそれが過剰になった時、酸化＝体のサビつきという現象が起きるわけです。

そのため体内には、必要以上の酸化に抗うための「サビ落とし」の機能が備わっています。この機能の働きを助けるのが「抗酸化酵素」ですが、体内で糖化が進んでいると、この酵素は力を発揮できなくなってしまいます。

つまり酸化を抑えるには、糖化にもアプローチしなければならないのです。「じゃあ、どちらもいっぺんにケアできる食べ物はないの？」ということでおすすめしたいのが、ブロッコリースーパースプラウトです。

ブロッコリースーパースプラウトとは、発芽したばかりのブロッコリーの新芽のこと。葉酸やパントテン酸といったビタミンB群をはじめ、ビタミンC、ビタミンE、マグネシウムやカリウムなども含む、まるで天然のマルチビタミンサプリのような食品です。

なかでも注目すべきは、近年注目されている「ファイトケミカル」の一種である、スルフォラファンが含まれていること。

ファイトケミカルとは、植物だけが持っている色や苦味、渋み、えぐみ、香りなどの成分のことで、強力な抗酸化作用を持っています。しかもスルフォラファンには、抗酸化力だけでなくAGEsの生成を抑制する作用もあるのです。

ですから、スルフォラファンを含むブロッコリースーパースプラウトを積極的にとれば、糖化と酸化にダブルでアプローチできるわけです。

ファイトケミカルは、いくつかの種類を組み合わせると抗酸化作用が倍増します。ブロッコリースーパースプラウトとほかの野菜を組み合わせたカラフルサラダ（野菜の彩りはファイトケミカルです！）で、スルフォラファンのスーパーパワーを体に取り込みましょう。

おすすめの
食べ物

乳がん予防にもなる大豆イソフラボン

大豆や大豆製品には、高い抗酸化力のある成分が複数含まれています。免疫力向上や冷えにも有効なサポニン、抗酸化ビタミンのビタミンE、糖を代謝させるために欠かせないビタミンB群も豊富です。また、女性におなじみのイソフラボンも、先述したファイトケミカルの一種なので抗酸化に働きます。

ですがイソフラボンといえば、よく知られているのは「体内で女性ホルモンのエストロゲンと似たような働きをする」ということでしょう。

体内のエストロゲンが少なくなるとそれを補うように働き、月経周期を安定させたり、ＰＭＳ症状を和らげたり、美肌や美髪も保ってくれるなど、女性に嬉しい効果を発揮します。加齢でエストロゲンが減少してくる更年期には、積極的にとりたい栄養素です。

一方、将来の妊娠を望んでいる女性にとって注目したいのは、イソフラボンは乳がん予防にも役立つという点です。乳がんの発症にはエストロゲンが関係していますが、イソフラボンにはエストロゲンが多くなるとそれを抑制しようとする働きもあるのです。

大豆やイソフラボンの摂取量と乳がん発生率の関係について、国立がん研究センターが調査したところ「みそ汁の摂取量が多い人ほど乳がんになりにくい」という結果も出たそうです。

抗酸化のためにも、そして乳がん予防のためにも、大豆や大豆製品はぜひ毎日とりましょう。

日本には古くから納豆や豆腐といった食品があるほか、みそや醤油など大豆を使った調味料もあるので、和食中心の方は自然によく食べているはず。一方、洋食に偏りがち、パスタやパンなど炭水化物だけで食事を済ませがちという方は、ランチに定食を頼むようにするとよいかもしれませんね。

おすすめの
食べ物

牡蠣など、亜鉛を含む食材が炎症を防いでくれます

細胞分裂や細胞増殖に関わっている亜鉛は、炎症の抑制に欠かせない栄養素です。慢性炎症とは体に不必要な外敵と免疫細胞の戦いが長引いてなかなか治らない状態をいい、炎症が続くと卵巣や卵子も老化してしまいます。ですが、亜鉛がうまく働けば、慢性炎症により傷んでしまった細胞の修復がスムーズに行われ、炎症自体も引いていきます。

ちなみに、月経も炎症なので、亜鉛が足りている人には月経痛が起こりにくいといわれます。貧血防止にも欠かせない栄養素なので、女性はぜひ毎日とりたいところです。

亜鉛の王様食材といえば、牡蠣。大きめの牡蠣（約20g）1粒に含まれる亜鉛の量は約2・8㎎です。亜鉛の推奨摂取量は1日8㎎なので、3粒でクリアできるほどたっぷり含まれていることになります。しかも、牡蠣には亜鉛と協力して抗酸化

力を発揮するセレンも含まれているので、できれば普段から食べたい食材ではありますが、旬の時期でないと手に入りにくいもの。

そこで、亜鉛を含むほかの食材を活用して、少しずつでも亜鉛を効率よくとる方法をご紹介します。

・ご飯にはのり、ごま、納豆をかける
・小腹が空いたらアーモンドやカシューナッツ、にぼしをつまむ
・1日に最低1個は卵を食べる
・亜鉛が含まれる食材にはレモンを添える

亜鉛は、ビタミンCやクエン酸と一緒にとると吸収率がよくなります。亜鉛を含む牛肉の赤身を焼いてレモンを添えたり、あさりの酒蒸しにレモンを搾ったりするのがおすすめです。

こうした工夫で上手に亜鉛をとって、推奨摂取量の1日8㎎を達成しましょう。ほかに小麦胚芽、からすみ、パルメザンチーズでもとれますよ。

おすすめの
食べ物

脂質は卵巣の材料。種類とバランスがポイントです

「脂質は太るもとだから」と、油を避ける女性は多いようです。確かにとりすぎはよくないのですが、一切とらないというのは間違いです。

脂質は体を動かすのに必要な三大栄養素のひとつで、そのほかのたんぱく質や炭水化物よりも効率よくエネルギーを生み出します。ですから、脂質が足りないと体はエネルギー不足になってしまうのです。

また、卵巣は脂質やたんぱく質でできています。その材料になるものをしっかりとらなければ、卵巣は本来のパワーを発揮できません。さらに、私たちの細胞の細胞膜や核膜を構成しているのも脂質なので、卵子の成長まで妨げてしまうということになります。

美容面でも、肌つやが悪くなったり、髪がパサついたりなど、よいことはほぼありません。脂質をむやみに避けるのではなく、正しくとるように心がけましょう。

脂質をとる時のポイントは、種類とバランスです。

脂質にはいくつか種類があり、卵巣や卵子のために積極的にとりたいのは「オメガ3脂肪酸」という種類の脂質です。青魚に多いDHA（ドコサヘキサエン酸）やEPA（エイコサペンタエン酸）がこれにあたるほか、えごま油や亜麻仁油などにも含まれています。

オメガ3脂肪酸には、白血球の働きを抑えて体内の炎症を抑制する抗炎症作用があるほか、血流の改善、脳を若々しく保つのにも効果があります。1日1回、さばやさんまなど青魚の定食を食べたり、えごま油や亜麻仁油をとったりするとよいでしょう。

ただし、えごま油や亜麻仁油は酸化しやすい点に注意が必要です。封を切ったら必ず冷蔵庫に保管し、1か月以内に使い切りましょう。また、熱すると急激に酸化が進んで生臭いにおいが出てしまうので、加熱調理には向きません。ドレッシングにしてサラダや冷奴、蒸し野菜にかけたり、みそ汁やスープに加えたりするのがおすすめですよ。

一方、とりすぎに気をつけたい脂質は「オメガ6脂肪酸」です。サラダ油やごま油に含まれる脂質で、普段私たちがとる脂質はこのオメガ6脂肪酸に偏りがちです。とりすぎると炎症を促進し、動脈硬化を引き起こすリスクがあります。

といっても、「オメガ6脂肪酸は悪い油なので、一切とらないほうがよい」というわけではありません。オメガ3脂肪酸とオメガ6脂肪酸は、正反対の働きをすることで体内のバランスを保っているので、両方をバランスよくとることが大切なのです。

理想的なバランスは「オメガ3脂肪酸：オメガ6脂肪酸＝2：1」の割合ですが、日本人の多くは「オメガ3脂肪酸：オメガ6脂肪酸＝1：10」という、極端な割合になってしまっているようです。

このアンバランスを解消するには、オリーブオイルの出番を増やすこと。オリーブオイルはオメガ3脂肪酸でもオメガ6脂肪酸でもない、オメガ9脂肪酸の一種です。調理に使う油をサラダ油やごま油からオリーブオイルに変えれば、オメガ6脂肪酸の摂取量を減らせますよ。

女性だからこそ、プラスしてほしい栄養素があります

現代の日本人は低栄養に陥っている人が多く、特にミネラルの不足は深刻な状態にあります。ミネラルにはたくさんの種類がありますが、なかでも妊娠を望む女性にとってほしいのが、亜鉛、鉄分、葉酸です。

亜鉛には抗炎症作用があることは205ページでご紹介しましたが、ほかにホルモンの生成にも関係しています。そのため、亜鉛不足になると排卵や着床に必要なホルモンの分泌にも影響が出てしまいます。つまり亜鉛は、卵巣機能を維持するためにも欠かせないミネラルなのです。

鉄分は、血液の合成に必要なミネラルです。月経がある女性にはもともと貧血の方が多いのですが、妊娠するとさらに貧血気味になってしまうので、日頃から鉄分をとる習慣をつけておく必要があります。

また、鉄分は亜鉛とも関わりの深いミネラルです。貧血の女性には鉄分をとってもらうとたいてい改善するのですが、まったく治らない方は亜鉛不足という場合があります。亜鉛は細胞分裂や細胞増殖に関わっているミネラルなので、不足していると鉄分をとっても血液を合成できないのです。

貧血とわかったら、鉄分ばかりではなく亜鉛も意識してとりましょう。

葉酸はビタミンB群のひとつで、妊娠中に必要なミネラルとしてよく知られています。細胞の増殖に必要なDNAの合成を助ける栄養素で、お腹の赤ちゃんの順調な成長のために欠かせません。

特に、胎児の細胞増殖が盛んな妊娠初期は、やがて脳や脊髄《せきずい》になるための「神経管」というものが作られる時期です。この時期に葉酸が不足すると「神経管閉鎖障害」という異常が起こり、脳や脊髄に先天的な疾患《しっかん》を発症するリスクが高まってしまいます。

この神経管閉鎖障害を予防するためには、妊娠前から葉酸をしっかりとっておくことが必要です。

葉酸が最も必要な時期は、妊娠する1か月以上前から妊娠3か月までの期間です。とはいえ、実際にはいつ妊娠するかわかりません。「妊娠するかも」という機会が見えてきたら、結婚していてもいなくても、年齢が何歳でも、葉酸の摂取をぜひ始めてくださいね。

亜鉛、鉄分、葉酸の必要摂取量と、多く含まれる食べ物は次の通りです。

- **亜鉛**（1日8㎎）……牡蠣、うなぎ、豚レバー、牛肉の赤身　など
- **鉄分**（1日10・5㎎）……豚レバー、牛肉の赤身、かつお、まぐろ　など
- **葉酸**（1日240μg）……ブロッコリー、枝豆、芽キャベツ、ほうれん草　など

いずれも食べ物からとっていただきたいところではありますが、食事でとるのが難しい場合は、サプリメントを活用するのもよいでしょう。その際は、用法・用量を必ず守ってくださいね。

おすすめの食べ物

ホルモンバランスも整える「黒い食べ物」は女性の味方

東洋医学では、卵巣や子宮を司る「腎」を元気にするには「黒い食べ物」を食べるとよいといわれています。黒い食べ物には、「体を温めて冷えやむくみを防ぐ」「ホルモンバランスを整える」「子宮や卵巣の老化を予防する」といった効果があると考えられているのです。次のようなものを、毎日の食事に取り入れてみましょう。

・**黒ごま**……黒ごまに多く含まれるゴマリグナンには血行促進のほか、抗酸化にも効果があります。外側の黒い部分に栄養が詰まっているので、ペーストやすりごまで食べるのがおすすめ。
・**きくらげ**……食物繊維と鉄分が豊富で、便秘や貧血の改善に役立ちます。
・**ひじき**……鉄分が豊富。貧血気味の方はこまめに食べてほしい食材。
・**わかめ**……ナトリウムを排出するので、高血圧の予防にも役立ちます。

・**のり**……抗酸化ビタミンのビタミンAやビタミンCが豊富です。
・**黒豆**……抗酸化作用が高い、アントシアニンやイソフラボンがとれます。
・**黒米**……黒い色素に含まれるアントシアニンで抗酸化作用が期待できます。
・**プルーン**……鉄分のほか、血液を合成するのに必要な葉酸やビタミンB6、抗酸化作用が高いポリフェノールも多く含まれます。ドライプルーンには生のプルーンの5〜6倍の栄養が凝縮されているので、食べるならドライプルーンが効率的です。
・**黒酢**……体を温める効果は絶大。代謝の促進や高血圧の予防、疲労回復にもよいとされます。
・**ブルーベリー**……抗酸化ビタミンのビタミンCとビタミンE、血液を合成するのに必要な鉄分や亜鉛などを含みます。アントシアニンは目の機能を回復する効果もあります。

ただし、黒い食べ物ばかりに偏ると体のバランスが乱れてしまいます。まずは黄・赤・緑の食材をそろえ、そこに黒い食べ物も足すようにしてみましょう。

避けたい
食べ物

とりすぎたくない、塩分・添加物

　ここまでは積極的にとりたい食べ物をご紹介してきましたが、一方でなるべく控えたい食べ物もあります。

　まず、なるべくとらないほうがよいのは塩分です。

　塩分の高い食事を続けていれば、高血圧になります。高血圧になると動脈硬化が進み、血管の柔軟性が失われるので血流が悪くなります。すると、骨盤内の血流も滞り、卵巣の機能も落ちて、妊娠しやすいとはいえない状況になってしまうのです。

　また、アメリカのジョージア・リージェンツ大学が発表した研究結果によると、肥満していて塩分をとりすぎている場合、10代でも細胞の老化が起きるといいます。細胞の老化はすなわち卵子の老化につながるので、妊娠を望む女性にとって、やはり塩分のとりすぎは危険でしょう。

ちなみに高血圧は、妊娠後の二大合併症の1つとなり、妊娠前からの高血圧はハイリスクであるというのも先述の通りです。今のうちから塩分は控え、妊娠後の高血圧リスクを少しでも下げておきましょう。

減塩のポイントは、無意識に塩分をとらないこと。食品に含まれる塩分量は意外と多いので、私たちは知らないうちに塩分をとりすぎてしまいやすいのです。

1日あたりの塩分摂取量の目安は女性で6・5g未満とされていますが、たとえばカップラーメン1食分の塩分は約5g、ポテトチップスなら1袋（80g）で0・8〜1g程度です。お昼にカップラーメンを食べて、おやつにポテトチップスを1袋食べれば、すぐ摂取量の上限に迫ってしまうことになります。

「食品の塩分量をチェックする」「加工食品やインスタント食品は控える」「麺類のスープは残す」といった心がけで、無意識のとりすぎを防ぎましょう。

塩分のほかに、もうひとつ控えたいのが食品添加物です。

塩分と同じくいつの間にかとってしまいやすいものですが、食品添加物は体内の炎症を促進させてしまうので、できる限り減らすのがベストです。

ただ、今の日本の食環境では、食品添加物を完全に排除するのは難しいといえます。冷凍食品や加工食品だけでなく、豆腐、漬物、缶詰など、ほとんどの食べ物には食品添加物が使われているからです。

生鮮食品だけを使って毎日自炊したり、添加物不使用の食品にこだわったりするのは、時間も手間もかかってストレスになりかねません。

「調味料だけは食品添加物が入っていないものを選ぶ」「外食でもファストフードだけは控える」など、あくまで無理のない範囲で減らすことを心がけるとよいでしょう。

避けたい
食べ物

スイーツの食べすぎは糖化と炎症が進みます

女性の好きなものといえば、ケーキやプリンなどのスイーツですね。

ですが、これらのスイーツに使われている白砂糖は、卵巣にとってはあまりよいものではありません。精製された白砂糖は体内で糖化しやすく、炎症も促進する原因になってしまうためです。

また、とると血糖値が乱高下するので、情緒不安定になったり、血糖値が下がる時に体温も一緒に下がってしまったりといった弊害もあります（東洋医学でも「白砂糖は体を冷やす」といわれています）。

ＰＭＳや月経痛でつらい時に手が伸びがちなスイーツですが、実はＰＭＳのイライラを悪化させたり、冷えで月経痛をよけい重くさせたりする原因にもなってしまうということです。

そのため、できればスイーツは控えたほうがよいのですが、大好きなものを我慢しすぎてストレスになるのもよくありません。

そこで、間食をゼロにするのではなく「1日に食べてもよい分量」を守るようにしましょう。分量は、自分の手を目安にして量ります。

- **洋菓子**……片手にのる量
- **和菓子**……人差し指と親指で作った輪の中に入るくらいの量

ただし、分量を守れていても、スイーツを食べることが毎日の習慣になっていると白砂糖依存になりかねません。週末や仕事を頑張った時などに、「ごほうび」として楽しむくらいの頻度に抑えられると理想的ですね。

食べすぎ厳禁！　炎症や酸化の原因となる「トランス脂肪酸」で排卵障害が起きます

心臓疾患を起こすとして一時期話題になった、トランス脂肪酸。実は、このトランス脂肪酸をとりすぎると排卵障害が起きるという研究結果があります。

アメリカの看護師1万8千人を対象に行った「看護師健康調査」アンケートによると、トランス脂肪酸を含む食品をたくさん摂取した女性は、そうでない女性に比べて排卵障害を起こす割合が多かったそうです。

また、トランス脂肪酸の摂取量が多いほど体内で炎症が進むため、卵子を老化させるだけでなく、慢性炎症であるアトピー性皮膚炎やアレルギーを持っている人は症状が悪化することもわかっています。

トランス脂肪酸が含まれる食べ物といえばマーガリンが有名ですが、ほかにもこれだけたくさんの種類があります。炎症と同時に酸化や糖化の原因になってしまうものも多いので、少しずつ減らしていきましょう。

◎トランス脂肪酸を多く含んでいる食べ物

・マーガリン
・菓子パン
・スナック菓子
・フライドポテト・チキンナゲット
・冷凍食品
・インスタントラーメン
・チョコレート
・高温で調理した揚げ物
・アイスクリーム
・ケーキなど脂質の多い洋菓子
・植物性生クリーム
・市販のカレールーやシチューのルー

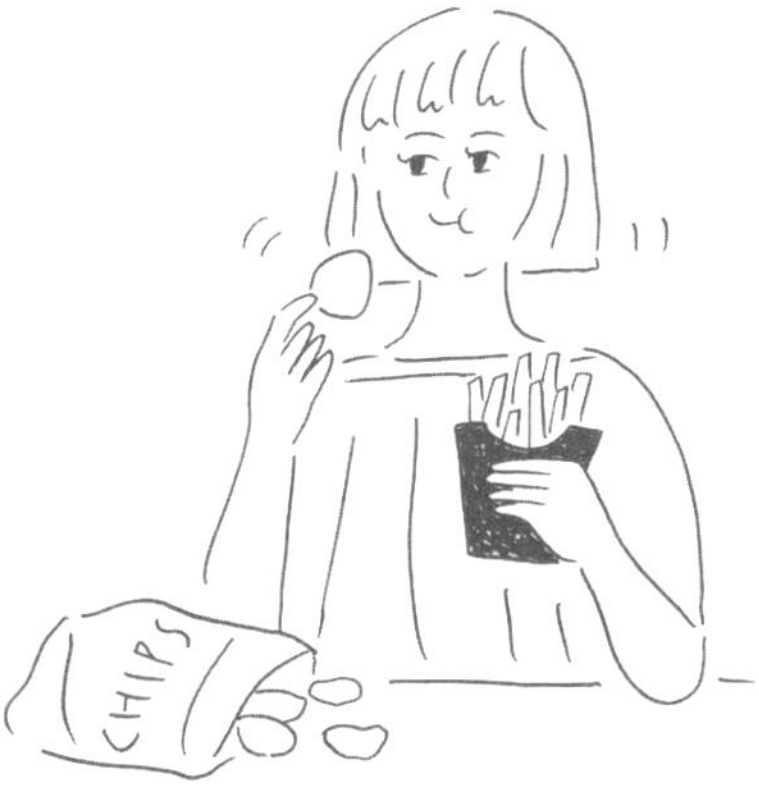

酸化した油は避けましょう

酸化は、体内で発生する活性酸素によって起こります。酸化した油や、油が酸化している食べ物は、体内で活性酸素をより多く発生させるといわれているので要注意です。

油が酸化する原因には、「空気に触れる」「光に当たる」「時間が経って古くなる」「加熱する」などが挙げられます。

たとえば、油を開封して長く放置したり、直射日光や蛍光灯の当たる場所・熱くなりやすいコンロの脇などで保存していたりすると、酸化が進みやすくなってしまいます。ポリフェノールやビタミンEを含むオリーブオイル、乳由来のビタミンA・E・Dを含むバターなどは抗酸化力が高い油脂ですが、それでもこうした扱い方をしていれば酸化は避けられません。

家で油を使ったり、油で揚げた食べ物を買ったりする時は、次のようなポイントを心がけましょう。

・油の容器を開封したら、1~2か月を目安に使い切る
・油は常温の暗所で保存する
・バターは密閉性の高いケースに入れ替えて保存する
・古いお惣菜やスナック菓子は控える

「揚げ物が食べたい」と思ったら、新鮮な油にこだわっているお店を選ぶか、家で揚げるようにするとよいですね。

揚げ物にはたくさんの油を使うので再利用することが多いものですが、酸化のことを考えると、再利用は2~3回程度にとどめてなるべく早く使い切るのが無難です。酸化のスピードを抑えるために、粗熱がとれたらすぐに揚げかすを取り除き、ふた付きの保存容器に移しましょう。

「食べ方」を変えるだけでも糖化は防げます

糖化を防ぐには、糖質をとりすぎないことが大切です。しかし、糖質は生きるために必要なエネルギー源でもあります。特に日本人の主食であるお米は、妊娠できる体を維持するためにも決して抜いてほしくない食べ物です。

糖質を適切にとりながら糖化を防ぐには、食べ方で血糖値をコントロールしましょう。

血糖値とは、「血液の中にどれくらい糖があるのか」を示す値のことです。体内でAGEsができる量は、どれだけ高い血糖値が、どれだけの時間続いたかで決まります。

たとえばご飯やパン、麺類、お菓子や清涼飲料水などで糖質をとりすぎると、血糖値が高い「高血糖」の状態になります。この状態が長期にわたって続くと、AG

Ｅｓが大量に生成されて老化や病気を引き起こすわけです。

そこで、次のような食べ方を心がけることで、高血糖を長引かせないようにしましょう。

・朝食を抜かない

朝食を抜くと、お昼まで空腹が続きます。すると、昼食を食べた時に血糖値が急上昇し、高血糖になってしまいます。

・ベジファーストで食べる

食事は野菜から食べるようにすると、野菜の食物繊維が血糖値の急上昇をゆるやかにしてくれます。野菜→肉や魚・卵などのたんぱく質→ご飯、の順番で食べるのがベストです。

・よく噛んでゆっくり食べる

早食いをすると、腸内へ一気に糖が運ばれるので血糖値が急上昇します。ゆっくりよく噛むことで、血糖値の上昇がゆるやかになるうえ、満腹感も感じられるようになります。食べ物を口に入れたら、いったん箸を置いてよく味わいましょう。

もしかすると「高血糖になるのは肥満の人だけ」というイメージがあるかもしれませんが、現代女性に多い「低栄養でやせている人」こそ、油断禁物です。

やせていても筋肉量が少ない人は、筋肉という糖の貯蔵庫に、糖をエネルギーとして蓄えておくことができないため、輸送路である血管の中に血糖が残りやすくなり、高血糖の状態が長引くリスクがあるのです。「私はやせているから関係ない」と思わずに、日頃から気をつけるようにしましょう。

糖化を防ぐ食べ方を習慣づけておくと、将来妊娠した時の妊娠糖尿病の予防にもなりますよ。

食べ方の工夫

調理法の工夫

卵子を含む、体じゅうの細胞を老化させるＡＧＥｓが体にたまるルートには「内因性」と「外因性」の２つがあります。

内因性は、食べ物からとりすぎた糖が体内のたんぱく質と結びついてＡＧＥｓができるルートです。

対して外因性は、ＡＧＥｓを含む食べ物を体の外から取り込むルートです。

ＡＧＥｓを多く含む食べ物とは、高温調理でこんがりと「焦げ目」が付いたもの。香ばしく焼けたお肉、キツネ色をしたとんかつの衣、焼けたホットケーキの表面……こうした美味しそうな焦げ目は、食品中に入っている糖質とたんぱく質が加熱されて、糖化反応が起きたＡＧＥｓそのものなのです。

口から入ってしまうＡＧＥｓを減らすには、「焦げない調理法」に変えてみましょう。

ＡＧＥｓは、高温で長時間加熱するほど増えてしまうので、なるべく低温で調理するのが発生を防ぐコツ。揚げるよりは炒める、炒めるよりも蒸す・ゆでるようにすると、ＡＧＥｓの発生量を減らせます。

ただ、蒸す・ゆでるだけでは料理のバリエーションが狭まってしまうので、時にはフライパンやホットプレートで焼く調理をしてもよいでしょう。その際は、強火で加熱しすぎないように注意してください。

揚げ物も「絶対食べない！」と無理に我慢するとストレスになってしまいますので、毎日毎食ではなく「ごほうび」にするなど、自分なりのルールを決めてほどよく楽しむようにしてみましょう。

ちなみに「油を使わないからヘルシー」と思われやすい電子レンジは、食材に含まれるブドウ糖（糖質）の立体構造が変わってたんぱく質にくっつきやすくなるため、ＡＧＥｓが増えてしまうそうです。コンビニのお弁当やスーパーのお惣菜を電子レンジで温めると、それだけで糖化が進んでしまうということですから、常食はしないように注意しましょう。

最後に、市販されている食べ物のなかで、特にＡＧＥｓを多く含むものをご紹介しておきましょう。

・フライドポテト、チキンナゲット

いずれも冷凍食品を使っていることが多く、短時間で火を通すためにかなりの高温の油で揚げています。特にフライドポテトをゆでたじゃがいもと比べると、なんと90倍ものＡＧＥｓが含まれるという報告もあります。

・ハンバーガー

ファストフードで危険なのは、フライドポテトやチキンナゲットだけではありません。

ファストフード先進国のアメリカで行われた調査では、被験者に1日2回ハンバーガーを食べてもらい、食後に血液中のＡＧＥｓを測定したところ、90分後には、食前と比べて血中のＡＧＥｓが15％も増加し、血管の機能も低下したということです。これが卵巣でも起こるかもしれないと考えると、気軽には食べられなくなりますね。

また、セットでコーラなどの炭酸飲料もとれば、さらに体内が糖化しやすい状況を作ってしまいます。

・ポテトチップス

フライドポテトと同じ原材料のポテトチップスには、「アクリルアミド」という毒性の強いＡＧＥｓが含まれています。発がんの可能性があるとされ、厚生労働省も注意を喚起する物質です。

海外の研究では、このアクリルアミドが動物の生殖に影響し、不妊あるいは生まれてくる赤ちゃんの遺伝性疾患に結びつくおそれがあると指摘する論文もあります。あくまで動物実験レベルのお話ではありますが、私たちも気をつけておいて損はないでしょう。

どうしてもポテトチップスが食べたい時は、片手１杯程度の量にとどめるようにしてくださいね。

ちなみに、アクリルアミドはタバコにも含まれます。タバコの葉が茶色いのは、タバコの葉を高温で乾燥させたことによって糖化が起きたためです。それに直接火をつけて吸うのですから、妊娠を望む女性にとって決してよいものではありません。

そのほかの健康被害を防ぐためにも、禁煙に取り組んでみましょう。

おわりに

「卵巣が年齢以上に若返ることはない」

これは産婦人科医のだれもが知っていること。だからこそ、1日でも早く女性は妊娠してほしい、と私たち産婦人科医は伝えてきたと思っています。

でも現実は、世の中の女性たちには伝わっていません。

この本は、今まではっきりと書かれていなかったその事実をすべて書き記した画期的な本です。

はじめにも書きましたが、私は月経痛こそなかったけれど、年々月経血の量が増えていっているという体からのサインをないがしろにしてしまったがために自分の体の異常に気づかず、いざ妊娠したい時になってあがきましたが、結果は出ませんでした。

仕事を言い訳にして自分の体をほったらかしにしていたこと、年齢という壁をどこかで軽視していたこと。それがすべてだと思っています。

今は幸せですが、後悔は残りました。

この本は、妊娠に直結する「卵子の老化」を軸に、老化を最小限にするために今からできることは何か、ほしい時に産める自分になるためのヒントを盛り込みました。

要するに、自分が妊娠をリアルな問題として全然考えてもいなかったような若い頃に、知っておきたかったことをまとめた本です。

健やかな妊娠を目指すということは、その後の健康にも大きく影響があるということを、自分自身でも再認識できました。

自分が誰よりも一番に自分の味方なのだから、自分の体を一番の関心事として、自分のことに責任をもって大切にすれば、未来は変わっていく、ということをぜひ知ってください。

この本を作るにあたり、私に白羽の矢を立ててくれた親友で産婦人科医の高橋幸子先生、10か月にわたりご協力いただいたダイヤモンド社の長久恵理さん、大橋美貴子さん、植田裕子さん、貴重な体験談をお寄せくださった千種ゆり子さん、澤穂希さん、不妊治療の主治医の七里和良先生、アロマスクールラヴァーレの菅野千津子代表、鍼灸師の夫に本当にお世話になりました。ありがとうございます。

「一人でも多くの女性が幸せに！」というお世話になった皆さんからの気持ちの溢れる本になっておりますように。

最後に、皆さんの将来が、妊娠という目標に向かって、そしてその後の人生も後悔することなく望み通りのものになることを心から願っております。

仲 栄美子

参考文献

「改訂第2版データから考える不妊症・不育症治療」（メジカルビュー社）
「老けない人は何が違うのか」山岸昌一著（合同フォレスト）
「マインドフル・セルフ・コンパッション入門 自分を思いやるレッスン」岸本早苗著（大和書房）
「腎をさすると100％健康になる！」福辻鋭記著（シネマファスト）
「疲れがとれる腎臓さすり」福辻鋭記監修（宝島社）
「自然妊娠力を高める本」美馬博史著（海竜社）
「女性診療で使えるヌーベル漢方処方ノート」武田卓著（メディカ出版）
「女の子が知っておきたい卵子のハナシ。」浅田義正著（主婦の友社）
「ノンメディカルな卵子凍結をお考えの方へ」（日本産科婦人科学会動画）

［著者］
仲 栄美子（なか・えみこ）
産婦人科専門医、女性のヘルスケアアドバイザー、骨盤底筋ヨガ・産後ヨガ・ペインケアヨガインストラクター、MAA（メディカルアロマアンチエイジング研究所）認定メディカルアロマプラクティショナー、MAA認定メディカルアロマホルモンアドバイザー

2001年埼玉医科大学卒業後、同大学総合医療センター産婦人科勤務。2008年より実家の産婦人科クリニックである「たかき医院」に勤務。産婦人科を中心とした地域医療に従事し、これまでに5000人以上の出産に立ち会ってきた。プライベートでは35歳で結婚。36歳で不妊治療を開始しようとした矢先、子宮筋腫が見つかり手術。38歳から妊活を開始するも40歳で結果が得られないまま終了。自身の経験から女性の悩みに寄り添う診察は、患者からの信頼も厚く、呼吸法、ヨガ、瞑想、整体、アロマなど、女性の体を健康に保つためのさまざまな提案も好評。若年層に正しい知識を伝えるため、日々の診療のかたわら小中高校を回り、これまでに約200校で2万人への性教育講演活動を行う。

結婚していない。けど、いつか子どもが欲しい人が今できること

2023年9月12日　第1刷発行

著　者――仲栄美子
発行所――ダイヤモンド社
〒150-8409　東京都渋谷区神宮前6-12-17
https://www.diamond.co.jp/
電話／03･5778･7233（編集）　03･5778･7240（販売）

装丁デザイン―岩永香穂（MOAI）
イラスト――MASAMI
DTP――――アイ・ハブ
校正――――聚珍社
製作進行――ダイヤモンド・グラフィック社
印刷・製本―勇進印刷
編集協力――大橋美貴子、植田裕子、小嶋優子
編集担当――長久恵理

ISBN 978-4-478-11887-0
落丁・乱丁本はお手数ですが小社営業局宛にお送りください。送料小社負担にてお取替えいたします。但し、古書店で購入されたものについてはお取替えできません。